朝日新書
Asahi Shinsho 819

自分を超える心とからだの使い方

ゾーンとモチベーションの脳科学

下條信輔
為末 大

朝日新聞出版

はじめに

アスリートは身体の言葉を持っている

為末大さんとの対話から

下條信輔

為末大さんは、あらためて言うまでもなく、日本陸上界のスーパーヒーローだ。日本のスプリント（短距離）選手として初めて世界陸上2大会でメダルを獲得し、オリンピックにも3大会連続で出場した。２０１２年に引退されてからはスポーツ・コメンテーター、指導者として活躍されている。その彼と対話する機会を得て、鮮烈な印象を受けた。

為末さんが提案してくれたテーマは「心を奪われること：遊び、夢中、ゾーン」。彼の長い選手生活の中で、最高と思えるレースが3回ある。それらのレースでは、自分の体を阻むものが何もない超集中状態に入った。時間感覚が変わり、「ハードルを自分が跳ぼうとしているのか、ハードルが自分を跳ばせたのかはっきりしない」不思議な体験をしたという。選手の間では、こういうのを「ゾーンに入った」と表現するそうだ。心理学でいう「フロー」の概念に近い。「フロー」というのは、スポーツ、音楽、ゲームなどに「没入した」状態を指す。カリフォルニア州クレアモント大学院大学ポモナ・カレッジで、ポジティブ心理学（幸福感や創造性の心理学）を推進するミハイ・チクセントミハイ（Mihaly Csikszentmihalyi）が提唱した。「完全に熱中したときに経験される、統合的な（holistic）感覚」のことだ。チクセントミハイは、トップレベルのスポーツ選手、音楽家、チェスプレーヤー、外科医、ダンサーなどをインタビューしてその特性を記述した。ただ一般人でも、（多少薄まってはいても）そういう主観経験の存在は確かめられた。

高度の技能と挑戦（つまりプレーヤーにとってぎりぎりの困難度であること）、注意の極度の集中、臨場感（没入感）、快、などがその共通の特徴だ。関連する神経科学的研究はあるが、「フロー」そのものの神経基盤は分かっていない。だから「生き方ノウハウ」本でよく喧伝《けんでん》されるような民間心理学の概念ではあり得ても、神経科学で定義できるような実体のある心理状態なのかどうか、実はまだはっきりしない。ただ私たち自身の予備的な研究では、注意の極度の集中と没入感を裏付ける脳波（EEG）データが得られている。

フローは、誰しもが求めてやまない「絶頂の（peak）経験」（チクセントミハイ）だ。それをどう実現するか。この文脈で、為末さんは「遊び」に注目したいという。遊びについての古典的名著、ヨハン・ホイジンガの『ホモ・ルーデンス』に触発されて、遊びの自由さ、自発性に目を向けた。

「遊びの『面白さ』は、どんな分析も、どんな論理的解釈も受けつけない。」（ホイジンガ）

遊びの「無我夢中」の中にこそフローに通じる何かがあるのでは、というわけだ。「必死の努力」は、「夢中」「リラックスした集中」には勝てない。「義務」は「無邪気」に勝てない、と為末さんは言う。

これを受けて私は、快（神経科学の用語では「報酬」）をどう理解するかという観点から、持論を開陳した。「遊びは、大脳新皮質の進化と共に発生した」「大脳皮質は本来、学習を効率化して記憶するために進化したが、糸の切れた凧《たこ》のようにそれが独り歩きして」「それ自体のフル回転が（生存に直接関わる食物などの生物学的報酬に繋《つな》がらなくても）、報酬として働くようになったのでは」と。若い世代が夢中になる音楽やゲームは、そのように考えないと理解できない。

「無我夢中の快」を深く考察することによって、その逆、つまり「落ち込んだ」状態や失敗に対処する方法も見えてくる。この点でも為末さんは、著書などで示唆に富んだヒントを与えている。「負けや失敗は、思っているほど悪くない」「失敗を過程の『一部』と捉えよ」「立ち上がった瞬間、自己肯定感が磨かれる」など。

これらはそれほど独自の発言とは言えないかもしれない。しかし為末さんの発言や著書に触れて強く印象に残ったのは、「安っぽい希望を売らない」という徹底した態度だ。「やればできる、は幻」「いずれは負ける」と彼は言う。夢が叶わない現実をどう生きてゆくか、それこそが本当の勝負なのだ、と。それには自分の臨界点を知り、目標を正しく設定しなくてはならない。「この高さを越えられるか」は、論理的判断ではない。自分の限界は体感で理解する。

その点、アスリートは身体の言葉を持っている。そして身の丈《たけ》を把握することと、モチベーションを保ち継続することとは、深く関係する。今の子どもたちにはそれが欠けているのではないか、という彼の危惧には、共感を覚える。「夢をあきらめるな」「あきらめなければ必ず実現する」といった類いの、口当たりの良い無責任な言葉を、為末さんは自らに厳しく禁じているように見える。そのようなストイックな態度は、彼の競技者としての特異な経歴と無縁ではないはずだ。

ずっとコーチにつかず、一人で悩みトレーニングし続けたこと。競技者としては早熟で（学生記録・日本記録を出したのが22〜23歳、引退は34歳）、長い後半の競技人生を文字どおりもがきながら下り続けたこと。「結果のいかんにかかわらず引退」を表明して臨んだオリンピック予選の、第1ハードルで転倒、それでも完走して競技生活を終えた経験。そのような苦難に顔を背けず、真っ向から向かい合った態度こそが、47万人超（ツイッターのフォロワー数）を超える心をつかんだのだろう。

為末さんとの対話から、苦しくても生き抜こうとする力、そして、糧となる柔軟な思考を、読者の皆様に汲《く》んでいただけたらこの上ない歓びである。

＊　＊　＊

この本の元になった対話イベントの企画を快く引き受けてくださった、京都大学こころの未来研究センターとセンター長（当時）の吉川左紀子教授に感謝します。また出版の提案をしてくれたばかりか、テープ起こしの段階から内容を整理して、粘り強く公刊にまで漕ぎ着けていただいた朝日新聞出版の中島美奈さんにも、心から感謝します。そして何よりも、この異色の対話に自発的に付き合ってくれ、嘘偽りのない言葉でテーマを掘り下げてくれた為末さんの鋭敏なセンスなしには、この本は成り立たなかったと思います。あらためて感謝します。

自分を超える心とからだの使い方

ゾーンとモチベーションの脳科学

目次

第5章 心はコントロールできるか

不測の事態に備える対処法　為末 大　103

第6章　自発性とは何か

図版製作　鳥元真生

第1章　心を奪われること
遊び、夢中、ゾーン

為末　大

皆さんこんにちは。為末大です。今回、偶然の出会いが重なってこうしてお話しさせていただいています。僕は陸上競技の現役選手だったころから、人間の心や認知の仕組みに興味があって、ツイッターで自分自身の体験から感じたことなどを語ってきました。するとある日、陸上競技をやっていた方からメールが来まして、「僕の父がそういうことを研究しているので一度会ってみませんか」と誘っていただきました。神経科学者の入來《いりき》篤史《あつし》さん（理化学研究所・生命機能科学研究センターチームリーダー）の息子さんからでした。そして、入來先生からのご縁をいただいたことが今回、下條先生とお話しするきっかけになりました。

僕自身、選手のころからとくに興味があったことは「モチベーション」についてです。選手のモチベーションというのは、競技を始めた最初のうちは「ただ速くなりたい」というシンプルなものですけれども、だんだんと競技者として強くなって周囲の期待にさらされるようになると、ただ速く走りたいという段階から「期待に応えたい」とか「社会的名誉を得たい」などが加わってきます。それによってモチベーションの維持がシンプルではなくなり、難しくなります。

心があるから大番狂わせが起きる

普段の練習では、体のどこをどう動かすか、ということをかなり意識的に行うのですが、本番直前ぐらいの時期になってくると、逆に意識的であることが体の動きを滞らせて、パフォーマンスが高まらないことがありました。感覚としては「こね過ぎる」といった表現がぴったりくる感じで、意識し過ぎることでかえってパフォーマンスが落ちたり、勝ちを狙っていた試合で失敗したり、ということがたびたびあったんです。そんな体験の積み重ねから、意図的に体を動かすこと自体がパフォーマンスを落とす、どこかこんがらかった世界があることを実感として持ちました。

人間の心と体の関係について、本当はロボットであれば大番狂わせは起きないと思います。心や迷いとは無縁のロボットが陸上競技をすれば、設定されたとおりのパフォーマンスを発揮できますからね。でも、人間がレースに臨むと大番狂わせが起きることがあります。その原因は何かというと、結局、人間には心があるからだと思うんです。何かいつもと違うことが心の中で起きる。それによって体の動きに影響が出てパフォーマンスが落ちる。あるいは、それとは逆にいつも以上のパフォーマンスが出せる人もいる。筋肉や体の動きとは別のものが作用して、結果が180度変わっていくことがあるんです。そういう世界に強い興味がありました。

良いパフォーマンスを発揮している状態は夢中とも表現できると思います。夢中を考えていき次第に「心」というのが、はたしてどのくらい自分でコントロールできるものなのか、という問いを持つようになりました。競技の練習をしていると、「モチベーションをもっと上げろ」とか「やる気を出せ！」といった指示がよく出されます。ところが、やる気は出るものであって出すことがなかなかできない。むしろ出そうとすることでやる気が出なくなることすらある。自分では直接コントロールできないと思うのです。間接的には、やる気が出そうな場所に行くとか、なぜかその人に会うとやる気が出るとか、この本を読むと前向きになれるといった状況はつくれても、直接的に自分自身にやる気を起こさせようとすることは案外困難なことです。

恋愛を想像してもらえると分かると思うのですが、この人を好きになったら都合がいいと思ってもそうはなりませんね。好きだという気持ちは勝手に自分の心がそうなるわけで、自分自身で意図的に決められないのと同じです。ですから、自分の心というのは、思っている以上に好き勝手に動くもので、それをどうやってとらえて誘導していくのか。それが競技人生の中において、僕にとってとても大きなテーマでした。自分の心が今、どんな状態かということを観察しないといけない。そう痛切に思っていました。

意識していない自分が身体を操る究極系

夢中を、ただ自分では意識をしていない状態で身体が動いていると定義すると、実際にはいくつか細かい違いがあると思います。例えば「気を失っている」状態があります。現在では脳震盪《のうしんとう》の危険性が知られてプレーを継続することは許されませんが、昔はラガーマンが脳震盪が起きているのにプレーを続けていることがありました。その際自分がプレーを続けているのに本人がまったく記憶にないということがあります。

また、「我を忘れる」というのもあります。例えば、怒りで我を忘れたというのは夢中の状態にも近いという感じがしますが、もう少し感情に自分が乗っ取られて制御が利かなくなったようなそんな印象を持ちます。「我を忘れて怒鳴りつけたけど、後で考えたらもうちょっと冷静に議論すればよかった」という感じですね。さらに「心を奪われる」という状態もあります。夕暮れどきに、太陽が西の空に落ちていくのに見惚《みと》れていて、「ああなんてきれいなんだ」と思った瞬間、はっと自分が心を奪われていたことに気がつく。あるいは、美術館で一枚の絵画に釘付けになったとき、あとから自分がその絵に心を奪われていたことに瞬間的に気づく。奪われるというぐらいですから、そのときには心が絵画や夕日に釘付けになって自分のコントロールから離れているという印象を持ちます。

いずれにしても、これらは意識している自分と、意識していない自分があって、理由はそれぞれですが身体を意識していない自分が乗っ取っているということかなと思います。競技者にとってこの意識していない自分が身体を操る究極系がゾーンと呼ばれるものだと僕は考えています。

時間感覚が変わるゾーンの状態

ゾーンとは、パフォーマンスがきわめて高く出せる夢中状態のことで、自分自身を客観視する次元も超えて、プレーそのものになりきるような状態を言います。僕はゾーンとは「行為そのものになった状態」と定義していました。「すごい走りをした」という感覚はだいたいどの選手も持っているのですが、その後、振り返ってみて「あのとき、何が起こったのか」とそのときの感覚、余韻から探っていける選手は、記憶をたどって話せる選手と言えます。客観視の力が強い人であればあるほど、夢中の状態から戻ってきたとき、自分の身に起きたことを話せることが多いように思います。もちろんゾーンはきわめて主観的な体験ですから、本人の自己申告でしか確認できず、そもそもいいパフォーマンスをしたあとの高揚状態で記憶が変容しただけとも言えるのかもしれませんが。

僕の場合、自分自身がものすごく集中したレースは人生で3回あります。そのうちの1回は、2001年の世界陸上、カナダのエドモントンで開かれた大会で、23歳のときでした（400メートルハードル、47秒89、日本人初の銅メダル）。スタートするまではとても緊張していたのですが、ピストルの音が鳴ってスタートした瞬間いつもよりすごい勢いで飛び出していって1台目のハードルをするっとすり抜けて鳥肌が立つような感覚だったのを覚えています。その後は記憶が途切れ途切れでした。なぜか観客の声が小さくなって自分の足音が体に響いている感じがあったり、バックストレート（スタートして150メートル地点ぐらい）で、外側のイタリアのモリ選手に自分が近づいてきたな、相手も反応して少しスピードを上げたなということが浮かんだり、自分の体がいつもより1センチぐらい浮いていてなんだか空中を走っていくリニアモーターカー的な感覚があったり。ただ、いずれも断片的な感触ばかりで、本当にそんなことを思ったのかどうかすら怪しげです。自分の身体にいろんな感触や視覚の情報が入ってきてそれを気づいてはいるのだけれど、それについて考えたりせずそのまますり抜けていくような感覚でした。一瞬でレースが終わったという感覚はあるのですが、あとから振り返ってみるといろいろ感じているようでもある、不思議な体験でした。究極的な「夢中の世界」を体験したのはこれが最初で、普通の時間感覚とは明らかに違うものだったと思います。

事実、この「夢中」の状態に入ると「気がついたらレースが終わっていた」と時間感覚の変化を口にするアスリートはほかにもいます。400メートルハードルの場合、時間にしてだいたい48秒です。でも本人の感覚としては、48秒もの間、本当に自分の体が動き続けていたのかよく分からない。日常的に数える、1、2、3秒……という感覚と、競技中の自分の感覚が明らかに違っているんです。48秒という時間が長いか短いかはさておき、自分にとってこのレースは瞬間的なものでありながら、しかもその場面は一瞬一瞬が、切り取られているとしか言いようがないものです。

ゾーンの感覚を、あとから振り返って言葉にする作業を積み重ねることで、多くのアスリートにどうすればその状態に近づけるか、そのヒントを僕らの実体験から伝えられればと思っています。ただ、ここが難しいところですが、夢中の状態になりやすい人と、なりにくい人がいます。「心」とは、自分自身を観察している視点や、自我といったもので、「夢中になる」ときにそれが瞬間的に薄くなり、身体が主導になることだと考えています。スポーツで言えば、プレーそのものですが、夢中の状態では行為に対して距離がなくなって、自分が行為そのものになり切っているのではないか。

心と対象（あるいは行為）との距離がとれている間は、あれこれ観察できるし、自分自身を客観視して「今の走りは右手の振り方が良かった」とか「左足の動きが悪かった」とか「全体的なバランスが崩れていた」という個々の技術的な振り返りはできますが、自分のレースで行為そのものに没頭していくには、そうした観察や客観の視点がない方がいいんです。このことと、「夢中になる、心が奪われる」状態というのは同じで、観察する自分と、対象である自分の身体との距離が全部なくなる。対象と一体になっているのではないかと僕は考えています。

いざ本番の瞬間を迎えるとき、選手によってはさまざまなことが頭の中をよぎります。夢中を阻害する要因として、過去、未来、他人の期待の三つがあると考えています。例えば、今ではなく未来に向けて想像が膨らみ「このレースで失敗したらこの先ずっと後悔して生きることになるんじゃないか」とか「ここで成功したらスターになれる」などです。また、多くの選手は過去に良い思い出も悪い思い出も持っていますから、「あのときも似た状況でうまくいかなかったから今回もうまくいかないんじゃないか」と過去の記憶によって今の感情が揺さぶられる人もいます。

さらに他人の期待も大きいです。トップ選手になるとそれなりに結果を期待してくれる、ファンや指導者、関係者がいます。トップのアスリートを作り上げていくという作業は時間をかけたプロジェクトにも似ていて、多くの関係者がいます。もちろんそれは応援者であることがほとんどですが、この気持ちに応えなければならないという思いが強くなり過ぎると、「勝たなければならない」という義務感が生じてきます。

またこれにつながりますが社会的な評価を意識する人も、本番前に強いプレッシャーを感じます。「ここで失敗したら批判される」や「自分の評価がこの勝負で決まる」と考えます。しかし、この自分の評価を失いたくないという意識は、選手を守りに入らせてしまいます。守りに入れば思い切りがなくなり、動きに夢中になれなくなります。レース本番で「夢中の状態」に入るにはこういった邪念を手放すしかないんですね。最後の最後、それらを放り投げられたとき、ゾーンに一歩近づくと思います。開き直るとか、あきらめるといった感覚に近いのですが、いわば「無」の状態になれた選手が、夢中の状態やゾーンに入りやすいのではないでしょうか。

夢中の状態に入れる人、入れない人

心が奪われにくいのは、今挙げた過去、未来、他人の期待の三つのことを手放せなかった場合であることが多いと思います。最後の最後まで開き直れなくて、客観的な自分をずっと握り続けてしまう選手はゾーンに入りにくい気がします。僕がよく覚えているのは、ライバルでずっと走っていた選手のことです。彼がレース直前、正面から自分の顔を撮られていることに気がついたときにさっと力強い表情を作ったのを見て、「ああ、彼は最後まで自分を投げ出せないいんだな」と思ったことをよく覚えています。

ここはとても難しいところですが、夢中になって心が奪われるというのは、非常に受身的なものじゃないかと思うんです。だから、ゾーンに入れるかどうかは何か偶然の出会いによって向こうからやって来るものであって、自分では選べない。心を奪ってくれるものが向こうからやって来て、それを待つしかない。だから、心を奪われようとか、夢中になろうと思っている時点で、すでに夢中を阻害しているとも言えるのではないでしょうか。

本番でパフォーマンスが高い選手の特徴として、ただ楽しいからやっている、というタイプの選手が多いようにも思います。この「ただ楽しいからやっている」と対極なのは、意味があるからやっていたり、正しいからやっている場合です。経験を積んだり年を取ったりすると社会的常識とか善悪など分かってくるものですが、誤解を恐れずに言えば、アスリートの中にはそういう分別のつかない人がいます。分別がつかないからこそ、他者の視点が気にならず善悪抜きにして行為に没頭できます。ですから、夢中になるものを自分で選ぼうとか、素晴らしいものに心を奪われようと思っている時点で、夢中になることを阻害していると言えるのかもしれません。

無邪気さと分別のなさ

このことと、なぜ、小さな子どもたちが夢中になりやすいのか、ということはつながっているような気がします。それはただ楽しいから没頭していくわけで、大人になればなるほど、善い・悪い、素晴らしい・素晴らしくない、未来がある・未来がないということが気になってきて、それで価値判断をしていきます。この分別を持ったり、意味を求めたり、例えば、浜辺で砂のお城をつくることに何の意味があるんだろうなどと思ってしまうと、砂のお城をつくることに夢中になれなくなる。このあたりの遊びの感覚、好奇心の赴くままに遊んでいたり夢中になったりしていたのが、意味を求め過ぎたり、それ自体に義務感やノルマを設定し過ぎたりすると、壊れていくと考えています。

先ほど述べた、心を奪われやすい人、奪われにくい人という条件の一つに、この無邪気さがどの程度あるかが関係しているんじゃないかと僕は考えています。ポジティブに受け取れば無邪気という表現になりますが、ネガティブにとらえると、分別のなさにつながるんじゃないか。成功や目標を達成するためではなく、それ自体が楽しいからする。そんなふうに、今この瞬間からすでに喜びを得ているような人は、比較的長くスポーツの世界で生き残っていますし、夢中状態に入れる人の中に、ゾーンに入りやすい人が多いように思います。

ここであらためてスポーツにおける「ゾーンの世界」について整理してみます。ゾーンとは、選手が極度に集中して、パフォーマンスがきわめて高まる状態のことです。このとき、選手には何が起きているかというと、時間感覚の変化です。まずは、本人にとってそこで流れる時間感覚がよく分からない。あっと言う間に終わった気がするレースというのは、たくさんあります。もう一つ言えるのは、これは陸上競技と球技とではどうも違うようですが、陸上競技の選手でよくあるのは「行為の先取り」です。「このボールを取ろう」と思ってボールを取るんじゃなくて、「自分が取りにいった場所にボールがあった」

という感じです。僕の場合、3回あった良かったレースのすべてに共通するのは「ハードルを跳ぶぞ」という意識ではなくて、「ハードルを跳んでいた」という感覚です。スタートのときも「スタートを切るぞ」というよりは「スタートを切っていた」という体の動きを、意識の方が後追いしていく感覚です。これはやや大げさに話しているので、実際に起きたことはほんのちょっとだけ体の方が先に動いていたというぐらいでしょうが、ゾーンの世界というのは、それがさらにもう一段高いレベルや深いレベルで起きていて、自分の行動について後から気づく感じに近いんじゃないかなと思います。

アリとムカデの寓話

どのレースも「メダルが欲しい」「優勝したい」と思ってスタートラインに立つのですが、走っている最中は、そんなことはどうでもいい状態に入っています。ひたすらに力を出し切って、「自分が走っている」というだけの状態が僕にとっては良いパフォーマンスの出たレースでした。逆に、「ここでうまくやってやる」または「うまくできることを見せつけてやる」と思った途端、何かが絡まってパフォーマンスが急降下していくという感覚もあります。陸上競技の世界でよく語られる寓話にアリとムカデの話があります。たくさんの足でムカデが歩いているのを見て、アリが「そんなにたくさんの足、どうやって動かしてるの?」と聞いた途端、足が絡まってムカデが転ぶというものです。これに近くて、それを意識してしまったがゆえに体全体のバランスが壊れてしまうので、なるべくそのことに触れない。夢中になっていく自分に触れない。そう意識するのはきわめて難しいことですが、それが大事じゃないかなと思います。

ゾーンの瞬間、とくに意識しているわけでもないのになぜゾーンの世界が分かるのだと思われるかもしれません。僕の場合は、ゴールしたあとの余韻に何か普通と違うものが残っていました。ゴールしたあと、どうも自分がすごいことをしたという感覚があって、そのあとにレースのことを思い出していくというプロセスがありました。「そういえば1台目のハードルはこうやって跳んだな」とか「4台目でこんなふうに風景が見えていたな」ということを余韻として何となく感じて、ゾーンの世界を知っていったように思います。これは陸上競技の短距離ではそういう感覚のようだ、ということで、ほかの競技は少し違うようです。

例えば、球技の人たちに「ゾーンの世界」を聞くと、野球の野手であれば、どこからボールが飛んできても捕れそうだという気分で、しかも実際そのとおりに捕球できたとか、サッカー選手であれば、相手がどう動くかを何となく把握していたといいます。あるいは、選手を追い抜く際に、相手が自分の手の中にあって、すべてをコントロールできる気分になった、そう話す選手が多くいます。このあたりは目の前の相手と対峙《たいじ》しながら、また立体的にどの方向にもパスを出したりシュートを打ったりプレーできる余地があるサッカーのような球技とは陸上短距離はさきにも触れたように違うのかもしれません。球技系のゾーンの方が、全体俯瞰《ふかん》的な感覚が強いと感じます。いずれにしても時間感覚の変容はあるようですが。

自分という「器」から抜け出す

こうした僕自身の経験やトップアスリートから聞いた話からゾーンについての仮説を話したいと思います。おそらく重要なのは、夢中状態には「他者の視点がない」ということだと思うんです。ここで強調したいのは他者の視点があるのだけれど、それに頓着しない状態に入れることが大事だということです。他者がそもそもいない観客不在の状態ではゾーンに入れないと僕は思います。数万人の観客の中で自分自身が行為に浸りきっていくのが、スポーツにおけるゾーンとかフローと言われる世界です。一般社会でも自分が夢中になっていることを周りでじろじろ見られていることに気づいた瞬間、そこから覚めてしまうことがあると思います。皆さんもゲームに夢中になっているのを、ふっと横から見られていることに気づいた途端、集中できなくなる経験はありませんか？　でも、常に人の目にさらされながら夢中の世界に入っていくのが、スポーツの世界の特殊なところです。

最近、それと近いなと思っているのが、宗教的な行為です。インドネシアの伝統舞踊ケチャとか、スペインの舞踊や古い宗教の中には、集団で人間を囲み、その一人が踊りに没頭していくようなものがあります。一人で踊っている人間がだんだんトランス状態に入って、自分自身を失って行為だけになっていくことがよくあります。人が、その人間という「器」から抜け出て、自分自身を喪失して、集団の中で踊りという行為だけになっていくことが、僕には、自分が競技をやっているときの感覚に近いように思われます。まさにパフォーマンスが高まったときの感覚に近く、僕が思うゾーンの世界に近いんじゃないか。

最後に、読者の皆さんに、僕の大好きな話を紹介したいと思います。2000年、シドニーオリンピック女子400メートルで金メダルをとった地元オーストラリアのキャシー・フリーマン選手のレースです。僕は初めて、ほとんど自我が喪失した状態で走っている人を見たような気がします。レースが終わったあとに、1分間ぐらい、彼女がずっと天を仰ぎながら放心状態になるんです。10万人近い観客がいるオリンピックスタジアムが、地響きでほとんど隣にいる人の声が聞こえないほどの大歓声に包まれる中、彼女がフィールドの真ん中でぽつんと一人、ずっと体操座りをしていたのが印象に残っています。その後、彼女は現役を続けるのですが、結局このレースを境にパフォーマンスを落とし数年後に引退しました。あのときのようなパフォーマンスは二度とできなかったんですね。

僕自身、自分の競技人生の目的でもあったのですが、もっともパフォーマンスの高い状態って何だろうとずっと考えてきました。技術はもちろん大切です。レース上の戦略もあります。体調管理や調整、このあたりはもちろん全部つくり上げたうえで、最後の最後、レースのときにどんな状態に入ったら一番高いパフォーマンスが出せるのかというと、自分自身が全部なくなってしまって、行為になることだろうと思います。キャシー・フリーマンのレースを僕自身が初めて出たオリンピックで生で見て、自我とか全部なくなって、ただひたすら走る。行為がそこにあるという印象を受けたんですけど、最高のレースとはそんな存在になることだろうという気がします。

堂々めぐりのような話になってしまいましたけれども、僕が「心を奪われる」とか「夢中」「遊び」「ゾーン」といわれる世界に感じているのはこういうことです。普段、私たちが判断したり、自分がどう見られているかを意識したり、社会性を持って手綱を引いているものを全部離して、いざ、自分自身の体を投げ出したところに高いパフォーマンスがある。それをグラウンドで見たり体験したりしてきた中で、こんなところに「心を奪われる」ことのカギがあるんじゃないかと思っています。どんなふうに下條先生が聞かれたか、不安でもあり楽しみでもあります。ありがとうございました。

第2章　学問的に見た「フロー」の現状
「忘我」の状態は科学的に解明できるか?

下條信輔

ここからの私の話は、為末さんとの対話の前提として、学問的に何が知られていて、何が知られていないか、ということについてまとめてきたので、まずはこのプレゼンから始めます。前の章で、「ゾーンに入る」と為末さんは盛んに言われていましたが、心理学では「フロー」という概念があります。アメリカに、ミハイ・チクセントミハイというカリフォルニア州クレアモント大学院大学ポモナ・カレッジにいる心理学者がいます。チクセントミハイという東欧系の名前は、だれも正しく発音できない(笑)。ベストセラーになった彼の本から「フロー」という言葉が一時、アメリカの研究者の間で流行語のようになりました。

チクセントミハイの『Flow』はベストセラーになった最初の本です(1990年)。その後、何冊も「Flow」というシリーズが出ていて、わりと最近のものは『Creativity』というタイトルで「創造性とフロー」について書かれています(1996年)。オカルト的なところはなく、非常にまともな本です。これはアーティスト、アスリート、ミュージシャン、ダンサー、チェスプレーヤー、外科医といったその道のトップを極めた人たちへの質問やインタビューを交えて分析するという方法がとられています。フローの特性を記述することで、主観経験としての存在が確かめられたとも言えます。

「フロー」あるいは「ゾーン」というのは、一般的に言えば、スポーツとかゲームなどに没入した状態のことです。チクセントミハイの定義によれば——これは日本語訳が私もよく分からないのですが、「完全に熱中したときに経験される、ある統合的、全体的な感覚のこと」。あるいは「絶頂の経験」、英語では「ピーク・エクスペリエンス」(peak experience)と書かれています。チクセントミハイの考え方の特徴は、「まず、これは良いことだ」と捉えることです。そうとは限らない場合も、彼は良いことだと捉えて、それは「意志のコントロールによって実現できる」と考えます。そこが私は不満なんですけど、それは措いておくとして、最近の彼の『Finding Flow』という本も、意志のコントロールによって実現できる幸福な状態がそれである、という「幸福の方法論」が展開されています(1997年)。

チェスや将棋は、プレーヤーがもし脳に損傷を受けたとしても、意外とそのルールや指し手を忘れないものだということが分かっています。これらはシンボリックで数学的なゲームのように見えるけれども、一度覚えたら忘れない。そういう意味では自転車に乗るのに近いところがあります。一度乗れるようになると乗り方を忘れないでしょう。理化学研究所が、羽生善治《はぶよしはる》九段の脳を調べたら、尾状核《びじょうかく》とか脳幹という、脳でいうと進化的に非常に古いもの、生存にかかわったり、体温とか呼吸の維持にかかわったりするような領域が、ほかのプロやアマ強豪に比べて極端に活動していたといいます。普通の神経状態や精神状態でないことは確かです。

フローというのは、主観的に存在するのは間違いないし、チクセントミハイが行ったように、脳波（ＥＥＧ）ではなく、質問紙などのインタビューでも確かめられた。とはいえ、はたして、いわゆるポップ心理学（＝神経科学で定義できる知見にもとづくものではない民間心理学）の概念ではなく、実験心理学的に機能的に確認できて、神経基盤もあって、かつ、さまざまな活動――音楽やチェスやＦ１や外科医の手術など――に共通する、一つのリアルな神経科学的な実態として、フローを捉えてもよいのか？　それについて現状では不明です。神経科学的な研究は、私の解釈では、本質的な意味ではまだ皆無に近いと思います。

ただ不思議なことに、マーケティング関連ではとても注目されていて、私自身がやっている共同研究も、マーケティングの専門家と行ったりしています。マーケティングの専門家たちは、この「フロー」という概念が、ある種、商活動の理想を実現していると考えて、それを理解しようとしています。どういうことかというと、企業の理念として、消費者に幸福を与えて、かつ、企業も儲《もう》かるという状態が一番良いわけですね。ネットでの購入を続けている消費者を見ていると、明らかにフロー状態になっている。それは非常に幸せな状態らしいということで、ネットを通じた購入、いわゆるネット通販が、そもそも良きものであるという性善説の観点から注目されています。

時間感覚の変容を伴う意識の変性状態

われわれ認知神経科学の研究者にとって、フローというのは「主観をいかに客観的に研究するか」という問題として捉えることができます。前章の為末さんの話にもありましたけれども、フローというのは、あくまで主観的に定義されるものであって、主観的に体験されるものだというのが私自身の立ち位置です。本人が（後で）「あのとき、普通とは違う意識状態にあって、時間感覚も変わっていて、本当に得難い経験をした」と言っていない限りは、周囲が何と言おうと、それは「フロー」ではないというのが私の考えです。似た例として、歯科医や生理学者がいくら「お前は間違いなく虫歯だ、歯が痛むはずだ」と言っても、本人がまったく痛くないのならそれは歯痛とは言えないのと同じです。

チクセントミハイ自身の論文と本によると、フローには技術と課題の困難さの相関があります。例えば、ハードルの技術であれ、シューティングゲームの技術であれ、ヴァイオリンの技術でもいいのですが、そういう技術とチャレンジ、つまり課題の困難さ——例えば、ヴァイオリンだったら、超絶技巧曲は弾きこなすのが難しいといったことは、多くの演奏家にとってそう思われていたとしても、課題の難易度をどう捉えるか、両者の関係が適切であるかどうかは、人によって違いますね。技術が非常に高い人に対しては、チャレンジも非常に困難できついものにならなければ達成感はないし、フローにもならない、と。為末さんが言われていた「ゾーン」というのは、広い意味ではこのフローに入るが、競技者の技術水準が非常に高く、課題も対応してきわめて困難、集中の度合いも極限まで行っているケース、とも考えられます。

為末さんだったら、400メートルハードルを48秒で走りなさいという水準でしょう。このようにフロー（・ゾーン）は人によって違うということですが、困るのは、研究上これが独り歩きしていることです。この研究の最大の問題点はここにありまして、実験者が外から勝手に「ここはフロー」「ここはフローではない」と言っても科学的には意味のないことです。言わば、為末さんのレースのビデオ映像を素人が見て、これは「フロー」「これはフローじゃない」と言っているのと同じことです。

為末さんが先ほど話された、レース中の精神状態について「これはフローだ」と私自身が思うのは、簡単に言うと、その意識が変性状態になっているからです。意識の変性状態は、時間感覚の変容を伴います。具体的には、睡眠とか催眠を考えればよく分かると思います。睡眠時には時間感覚の変容が起こっています。もう一つ、分かりやすいのは麻酔を受けたときです。麻酔にはさまざまな種類があって、完全に昏睡状態になってしまう麻酔もあれば、意識はあるが記憶には残らないというレベルのものもあります。この感覚が、フローの説明をするときに一番近いんじゃないかと思います。

というのも、私もある医学的な検査を受けて、その種の麻酔を摂取したときに、根掘り葉掘りいろいろなことを聞かれました。医者が質問をすると、麻酔の種類・深さによっては、患者が返事をします。ひるがえって、おそらくフロー状態でも、ポンと肩を叩かれると反応すると思うし、耳元で大声でわめかれれば反応するだろうから、少なくとも意識はあると判断されます。でも麻酔の場合、覚めた後で思い出すことはできない。私自身の経験を言うと、深く寝ていたなということしか覚えていないんだけれども、医者に聞くと、ちゃんと返事をしていましたよという状態です。

フローにおける「注意の極度の集中」についてはチクセントミハイも指摘しています。そこから、「遠隔存在感」ということが出てきます。要するに、没入しちゃうということです。ハードルの場合には、競技場がリアルな物理的な世界の中に存在しているからちょっと意味が違うけれども、ゲームだと、そのルールの枠内においてゲームの中に没入している。ゲームの場合が一番分かりやすいけれども、将棋などの場合もそうです。そのゲームの世界に体ごと没入している状態が起きる。ここで一番大事なことは、そのときに「快があるんじゃないか」ということです。ここでついでにまとめておきますが、チクセントミハイらの研究者が挙げているフロー状態の特徴、ないしは要件の最大公約数をとると、（1）チャレンジングな課題、（2）注意の極度の集中、（3）時間の変容、（4）没入、遠隔存在（関係ない刺激の無視）、（5）大きな快、などとなります（**図**）。

フローの特徴（あるいは要件）

（1）チャレンジングな課題
（2）注意の極度の集中
（3）時間の変容
（4）没入、遠隔存在（関係ない刺激の無視）
（5）大きな快

（チクセントミハイの著書をもとに作成）

ここで問題なのは、では、いつの時点で快があるかということです。前章の為末さんの話も、ゾーンに入っていたというのは「いつの時点での話ですか？」と聞けば、全部後で考えて再構成した話でしょう。実際にフローに入っているときには、「ああ、今気持ちい い、これはフローだ」なんていう自覚はない。逆に極端な注意の集中と忘我の状態で、話しかけたり、外から関係ない音が来たりしても、気づかないことが多い。

われわれはここに注目して、数年前から試している研究手法があります。われわれ最大のチャレンジは、「主観をいかにして客観的に測るか」ということです。主観（この場合はフロー＝忘我の状態）を客観的に測ること自体は簡単ですけれども、それが主観の状態を反映していないと何の意味もないのです。ちょっとだけヒントを出すと、われわれは後づけの「振り返り」質問（レーティング）と同時に、ゲーム中に課題とは関係のない音を出して、それに対する脳の反応を見たのです。つまり、本当にゲームに没入しているなら、そうした無関係な音に対する聴覚皮質の反応が減衰・消失するはずだ、と。

フローを実験室で起こすのは難しい

究極的に思うのは、一方では、「強い意志」によるコントロールがあって、これはチクセントミハイが強調したことですが、他方では「忘我」とも言える、我を忘れる状態があることです。フローではこの一見両極端が並在する、このパラドックスをどう神経学的に理解するかというのが、今、研究者の立場で一番大きな問題です。あと、個人的な感想として、フローについて思うことの一つは、「主観的に存在するものは本当に存在する」というのが私の信念です。ユニークな主観経験には、必ず神経対応（メカニズム）が存在する。その観点から、知覚イリュージョンの研究も行っています。神経学的に見ても、神経科学的に見ても、フローというのは、これまでポップ心理学の世界の流行語でしかなかったけれども、意識状態の変容と知覚感覚の変容ということは、神経過程から理解されなければいけないと思う。それが一つあります。

先ほども述べましたが、意志の力とか、課題を遂行するための情動の統合といったトップダウンの情報処理、大ざっぱに言うと、前頭から始まって、頭頂の多感覚皮質や情報系、報酬系を介して、感覚情報処理を統合し制御するようなトップダウンの流れと、逆に、末《まっ》梢《しょう》の感覚センサーから始まって刺激に反応するようなボトムアップの活動、その両者の関係がどうなっているのかも含めて、非常にパラドキシカルな興味深い現象であると思っています。

もう一つは、認知心理学や神経科学のもともと苦手な、方法論的に苦手とするところを、フローの問題は突いているということです。なぜ苦手かというと、「本物は実験室では測れない」という宿命を実験心理学は抱えているからです。極端な例を挙げると、ギャンブル中毒の人が、家や財産全部を競馬につぎ込んでしまうというときに、その人の脳内の状態はどうなっているかということを、実験室では測れないんです。そんなことを実験室でやってもらうことは、倫理的にも反するし、第一、そんなことはしてくれない（笑）。

それと似たような意味で、なかなかフローの状態を実験室で起こすのは難しい。ですから、今まで心理学や神経科学の分野では触れられてこなかったのですね。どうしてもやりたいのであれば、客観定義に置き換えて行うしかない。グラフの縦軸に技術の難易度をとり、横軸に課題の難易度をとって、その間のバランスがいい範囲を特定する、そのときの脳活動のデータは、実はたくさんあるんです。でも、私から見れば「フロー」の神経対応や神経基盤でも何でもなくて、ただ単に、非常に感覚運動技術の高い（・低い）人が、要求される感覚運動技術の高い（・低い）課題をこなしているときに、脳のどこが活動しているか、運動系と感覚系のリンクといったことしか結果として出てこない。本人の主観的なフローは起きているかもしれないし、いないかもしれない。ですから、ここは非常に難しいのですけれども、挑戦する価値のあるテーマだと思っています。為末さんの話を受けて、学術的な研究状況についての報告はそんなところです。次の章では、これらを受けて為末さんと話を進めていこうと思います。

第3章　科学で説明のつかない「快」の謎

人はなぜスマホをいじり続けるのか？

対談　下條信輔×為末 大

下條　心を奪われるときに邪魔になる要素として、他人の視線があるかないかが重要と為末さんは言われた。なるほどと思いました。一つには、人間の脳は、もともと社会的な刺激に対して調節されているという考えが今、有力です。人間の知能は、数学的処理とか図形の変換イメージとかに特化して進化したのではなく、極端に言えば、社会的にちょっとでも有利になるように、あるいは繁殖の有利になるように、あるいは社会集団の中でボスのご機嫌を損ねずに自分の地位が少しでも上がるように、そういうことのために進化したんだという考えが非常に有力です。

子どもも大人も夢中になるコンピューターゲームに「他者は存在しない」と言う人は実情を知らない人だと思います。というのも、いまやゲームというのは、猛烈に他者の視線を意識するものだからです。ロールプレーイングのようにゲームの中に「他者」がいる場合はもとより、有名プレーヤーなどはネット上に膨大な観客がついていることが多いですね。だからゲームをするのは一人であっても、誰かが見ている、というのはもはや常識でしょう。物理的には誰も見ていないとしても、哲学的に言えば、プレーヤー自身の中に内在化した「他者」が見ている。こう捉えてみると、意外と「フロー」、つまり「夢中の状態」の必要条件として、観客の有無というのはあり得るかもしれないと思います。

ただそこで気をつけなければいけないのは、人間の脳が進化の過程で、周囲に多くの観客がいるような社会的環境のもとで進化した、という社会脳仮説の考えです。そう考えたのは、英国セント・アンドリューズ大学心理学研究室のリチャード・バーンで、日本語で読める本もあります（『マキャベリ的知性と心の理論の進化論――ヒトはなぜ賢くなったか』リチャード・バーン、アンドリュー・ホワイトゥン編、藤田和生ほか監訳、ナカニシヤ出版、20

04年)。

ごく簡単に言うと、人間の大脳皮質は100人ぐらいの人と交流することに最適化していて、実際には社会的な活動をしていなくても、使っている脳がすでに社会的だという説です。他方でネットやライブで世界中の人が見ているというのは、リアルな意味での社会的刺激とは異なるけれど、それでも社会性の刺激には十分なっている。このように進化のレベルから現存する「刺激としての他者」までさまざまあるので、そこは繊細に分けて考えなければいけないということはコメントしておきます。

話を戻して、ですから脳にとって、一番興奮する状態にあるのは、観客が大勢いるときだと言えます。そういう状況では注意を集中させづらいけれども、集中してゲームに勝てたときには結果として報酬がより大きく増えると考える。快が増幅するわけですね。そういう広い意味で、他者がいる、ということは大事なことです。

為末　他者の視点という点で面白いなと思うのは、アスリートたちのモチベーションを深く探っていくと、「こういう自分でありたい」という目標そのものが、その人の幼少期から刷り込まれている場合が多いことです。幼児教育とか家庭環境で形成され、すでにそこに他者の基準が入っているのではないかと思うんです。勝負強い選手たちはゾーンに入りやすいと言われています。勝とうが負けようが自分には価値がある。だから、そのままでいいんだという安心感と、そこから一歩を踏み出す勇気というのはセットになっているような気がします。逆に、自分自身の根幹に自信がないと、最後の最後、自分を投げ出すことができなくて手足が縮こまっちゃうようなイメージがあるんです。自分を投げ出すとは、「えいっ」と開き直れることです。勝負のかかったその瞬間にそう思える選手は、生来の性質なのかもしれないけれど、もしかすると幼少期の影響かもしれないですね。人生のごく初期に形成された価値観が周囲からもらったものだと考えたら、すでにそこで他者の評価が入っている――そんな気がします。

下條　オリンピックで成功するような選手には、小さなころから成功体験を持っている、幼少期にうまくいったことをそのまま続けているタイプが多い、と為末さんが言われているのを私は聞いたことがあります。そこをもう少し説明してもらえますか。

モチベーションを維持できる選手とは

為末　はい。アスリートがその競技を始めた年齢を調べてみると、早い人だと4歳とか5歳からだったりします。フィギュアスケートはそのぐらいからじゃないと間に合わないでしょうね。12歳を超えてから開始してオリンピックに出られるメジャーな競技ってあんまりないんです。だいたい小学校に入る前ぐらいの時期だと思います。つまり、アスリートたちがそのスポーツを選ぶとき、実は、自分の意志ではなく選んでいることが多いわけですね。親がやらせた、兄弟が先に始めていた、地域がそういうスポーツのさかんな所だった、要は、生まれた環境がそうだったからですね。スケートのメダリストがよく輩出する村が長野県にあります。その第一の理由は、スケートリンクがそこにあったから、ということに尽きます。選手たち自身が選んだのではなく、環境的に要求され、たまたまその能力があったからという例が多数あります。シンプルな議論ですが、幼少期に努力と成果が結びついた経験をしている人が多いのがその理由です。

もう一つは、長くモチベーションを維持できる選手は、うまくいくことが素晴らしいというよりも、うまくいかせようとするプロセス自体が素晴らしいと考えられる人です。チャレンジしていること自体に対して、自分で自分を褒《ほ》めてあげられて、これをうまく活かせる人です。逆にうまくいったかどうかでこの努力が評価される、と考え過ぎちゃう選手は、何となく途中でポキッと折れちゃうイメージがあります。もちろん勝とうとするんだけれども、チャレンジ自体が素晴らしいと自分の中で認識できている選手が、競技を長く続けられるし、結局、最後、チャンピオンになる人が多いと感じています。

下條　社会学者の大澤真幸《まさち》さんたちと「自由とは何か」という議論をしたことがあります。そのとき私が心理学者・神経学者として持った問題意識は「潜在認知の研究を深めていくと自由がどんどん蒸発してしまう」ということでした。例えば、コンビニに行ってチョコレートを選んで買ったとしても、これは本当に自分が自由意志で選んだチョコレートなのか？　たまたま前の日にその製品のコマーシャルを見た影響か？　もしそのせいだったらそれは自由意志で選んだと言えるのか？　そもそも「自由」という概念は前世紀的な概念で消えてなくなってしまうものなのか？　あるいは、人間のあり方の根源としてずっと残っていくものなのか？　という話をしたとき、大澤さんが、われわれ心理学者や神経学者の考えていることとまったく違うことを言ってくれました。彼の考えはこういうものです。「自由」というのは、常に誰かから与えられるものであって、例えば、封建時代なら王様から与えられるもの、もう少し近代になると政治権力から与えられるものだったといいます。大澤さんの社会学はとても理解が難しいですが、簡単に言ってしまうと、自由とは、第三者である誰かによって与えられるものだ、ということです（「第三者の審級」）。

私の言い方をすると、英語で「free」というのは、ほぼ常に「free from」と語ります。「何かからの自由」ですよね。それの裏返しの話で、「自由」というのは、それだけとらえて「freedom」といっても意味をなさない。「何から」がセットでないと分からないわけです。「freedom from」、例えば、荘園の領主、王様からの自由とか、ナチスのドイツのテロリストからの自由とか、要するに「何か」からの自由です。大澤さんが言ったのは、子どものときに親から無条件の承認を得ることだ、あなたは勉強ができるからいい子だとか、駆けっこがクラスで一番速いからいい子だというのではなく、とにかく私たちの子どもだというそれ自体において、無条件に「あなたを愛している」と言われることが、自由の根幹にあります、と。私は大澤さんが、なぜ突然そんなことを言ったのか今でも分からない。でも、為末さんが言われたことのうち、あとの方、つまり「プロセス自体が大事」

ということとつながるような気がするし、そちらの方に重きがかかっているかなと思ったんです。

為末　自分の存在に意味がなければいけないと子どものときに思わされると、「自分には○○があるから素晴らしい」とその意味を探すと思うんですよね。それがすでに自分を縛っている理由ではないでしょうか?

下條　私が大学受験生だったとき、すごく成績の良い同級生がいたんです。周囲からは医学部を受けるだろうと言われていたけど、本人は医者になる気は全然ないわけです。「僕は哲学に興味があるから」と言ったら先生が「そんなのはもったいない」と言った。何がもったいないのかといったら、偏差値がもったいなかった(笑)。医学部に行くのが偏差値70だとして、文学部の哲学科に行くのは、例えば55だとすると、その差分の15がもったいないというわけです。医者といえば、私はカリフォルニア工科大学(Caltech、カルテック)で教員を務めていますが、学部の1年生がよく相談に来ます。なぜかアジア系の子のアドバイザーを頼まれることが多い。「自分は医者になりたい。なのに、良い成績が取れない」と。カルテックは優秀な学生が集まった世界で一番難しい学校だから、良い成績が取れないのは当たり前。でも、親が行けと言うから来た。「なんで医者になりたいの？」と私が聞くと、例外なく彼らは真っ青になる。「それは考えたことがなかった」と言って。たいていは親から「父も兄も医者だから医者になれ」と言われるんですね。以前は日本の学生に多かったけれど、今やアジア系、それ以外どこの学生でもそうです。人間の特性なのでしょうね。だけど、根深い問題です。そのことが「遊び」の持っている内在的な喜びを阻害すると私は思うけれども、それについてはどう思われますか。

為末　僕は、遊びが持つ本質的なことは無意味さじゃないかと思うんです。遊んでいることと自体が意味になると、遊びが壊れてしまいます。スポーツというのは、どの選手も最初は意味なく遊びから始めますが、徐々に意味を持ち過ぎて行き詰まることがよくあります。一番分かりやすいのは、遊びたいときに自由に遊んでいる子どもに「1週間に5回、この時間に来て2時間遊びなさい」と決めてしまうことです。すると、だんだん遊びが壊れていく。自発的なものが決められたノルマになって、義務になっていくと、遊び感というのは失われていく。日本代表になったりプロになったりすると、当然結果がある程度義務化する。そこが難しいところです。

スポーツには遊び的要素が強くあるものだと思います。4年に1回開かれる試合で勝つことが義務づけられたり周囲の期待と要求があったりする中で、どうやってその遊び感や無邪気感を守っていくか。それは大きな戦いです。それが守りきれなくなると、選手たちはいつの間にか、楽しかったものが楽しくなくなって去っていくことが多いと感じます。

子どもにとっての身体的な快

下條　為末さんの書かれた本では、選手本人がいかに自発性を持ち続けるかがとても強調されていますね。孤立した時空間の中でルールにのっとって何かを行う。ごく幼児期の体の動かし方といった自発性がきわめてランダムに発露された遊び——われわれの言葉では「感覚-運動のレパートリー」と言います。それが勝手に発露している状態もあれば、ルールの中でいかにそれをうまく成功させるか、そういう遊びもあります。ところが、ルールの中での成功だけに目的を固定化すると、今度は遊びの要素が薄くなる。ここは非常にパラドキシカルなところだと思います。

今述べた「感覚-運動のレパートリー」とはこういうことです。赤ん坊を見ていると、3カ月児で神経学的に健常であれば、これこれの動きをする。あるいは、こういう刺激に対してはこういう反射をする。そうしたことが小児科学的に見ても発達心理学で見ても、定説とされています。赤ん坊は寝るか泣くかしかない、いわば暇な状態と思われがちですが、こういう感覚-運動レパートリーがすでに発現しているのです。それが大脳皮質と皮質下の刺激になって発達につながると言われ、月齢や年齢によって変わってきます。一般的な心理学の本では、子どもの遊びというのはつまらないことしかやっていなくて、一人で遊んでいたものが複数になって分かれていって、次第におままごとのような「ごっこ遊び」で子どもの象徴能力が培われていく、という話で終わりになっちゃう。私に言わせればとんでもない話です。そうではなくて、赤ん坊や子どもにとっての身体的な快ということこそ、非常に重要なところだと思うんですね。

為末　今おっしゃったことで、僕は二つ、すごく面白いなと思うところがあります。一つは、ルールと制限がある中に、クリエイティビティが出てくること。サッカーは、手は使っちゃだめという中にクリエイティビティが生まれてくる。何をやってもいいという無制限で完全自由の中から何かを生み出すのはすごく難しいことだと思っています。

下條 そういう意味では、サッカーは誰が発明したか知らないけれども、手を使っちゃいけないという発想は卓抜ですよね。

為末 そうですね。それともう一つ面白いなと思うのは、選手があるレベルまでは体や動きの型を自分で修正したり、技術を向上させたりしていけるということです。例えば、一般的に走るのが遅い人がいたとして、僕の前でちょっと走ってもらうとします。それで、肩の位置がちょっと下がりすぎとか腿《もも》をもっと高く上げてこう動かして、とかアドバイスすると少しは速く走れるようになると思うんです。

下條 フォームを変えろとアドバイスすれば、ですね。

為末 はい。陸上選手に対しても同じです。選手の場合、それがあるレベルまでいくと、「Aという動きと、Bという動きでは、Aの方がいい感じがする」と言って選手自身が自分の感覚をそのまま実践していきます。それがだいたい当たるんですよ。動きもスムーズだし、タイム的にもよくなる。僕が不思議だと思うのはそれなんです。なぜ選手たちが自分にとって、より合理的な動きを体感的、感覚的に分かっているのか。合理的な動きはなにかと考えたからではなく、直感的に感じたことに従うと結果として合理的な動きになるんですね。なぜ、自分にとって心地よい動き方を追求していくとパフォーマンスが上がるのか。僕は、その「心地よさが分かる」ということが、面白いなといつも思います。

下條　なるほど。スポーツの中で、遊びというのは、自発的とか自由も大切な要素であるけれども、その「心地よさ」というのがもっと大きいということですね。

為末　なぜそれを心地よいと感じるのか、そして、心地よさを追求した方がなぜ良い結果が出るのか、というのは科学的にはよく分からないんじゃないかなと思います。これはアスリートに限った話ではなくて、一般の方々でも、ジョギングをしていて、こういうふうに走ると体に痛みもなく、負担がかからないという経験をしたことのある人はいると思うんです。AとBの方法があった場合、どちらの方がうまくいくのか分からない領域がスポーツでは出てきます。人は動きを変えてから実際に結果が出るまでタイムラグがあり、すぐには結果が出ないからなんですね。じゃ、その二つのどちらが自分にとってうまくいく方法なのか？　それを選手たちは何となく勘で当てていくんです。それがそれなりの確率で当たっているのが興味深いんです。これは、どういうことなのか、ちょっと分からないんですけれども。

最後に残るのは自分の実感

下條　私が聞こうと思っていた質問に、為末さんに先に答えられた気がします（笑）。つまり、私はいつも「人生なんて、『誤帰属』と『後づけ』の嵐なんだよね」と共同研究者や学生たちに言っています。彼らは学問的知識としては知っているんです。それはこれこれだからこうなるんだ、と。だからそこで議論は終わってしまう、残念ながら。でも、そもそも「勘」という科学的には証明できないようなものを人間が信じるとはどういうことなのか？　しかもそれが当たっていると感じられることが多いのはなぜなのか。

「誤帰属」と「後づけ」の話は、説明が長くなるんですが、それこそ直感的に言っておくと、あることが起きたときに、その原因を人間は常に正しく指摘できるとは限らない。ほとんどの場合、実は間違っていることの方が多い。それが一つ言えます。例えば、ハードル競技で走り終わった後、なんで第1のハードルを失敗したのか……と失敗した後に考えて「右足で踏み切るタイミングがいつもより早かったから」と結論づける。ごく簡単に言えば、誤帰属と後づけとはそういうことです。でも、私が自分に「お前は研究者としてそう言い切っているけれども、自分の行動のすべてが説明できるか」と問いかけたら、それはできないわけで、最後に残るのは自分の実感以外にないわけです。自分の感覚です。その矛盾をどう統合しなきゃいけないのか。

今、気づいたこととして、矛盾はしても何か感覚は残っています。それは神経科学的にそんなナンセンスなことを言っているわけではなくて、心の顕在過程、つまり意識の潜在レベルから顕在化するまでの流れが一直線にスムーズにはいかなくても、それでもつながっていることは確かです。その両方のつながりが何となく矛盾する。何となく快であったり、何となくしっくりいかなかったりとかですね。

不思議なことに、内臓にかかわるような、例えば「腑に落ちる」という表現がありますが、そういう内臓感覚みたいなものは、実は、潜在過程から顕在過程への曖昧《あいまい》だけれども適応的な移行過程になっていると言えるんじゃないかという気がします。即物的な例ですが、何か食べたときに、どうも嫌な感じがした、もしかしたら食材が傷んでいたのかもしれないと思ったらその後、下痢をした。この「嫌な感じがした」という感覚と、お腹が痛くなるという臓器の反応、そのつながりとでもいえばいいのかな。

結局、為末さんが先ほど話されたことは、全部一人称なんですよね。圧倒的な実感に満ちています。失礼を承知で言うと、でもそれが、そもそも正しいのかどうかを問わなければいけないし、その経験が誰かの役に立つのかどうかも本当は問わないといけない。でも、個人の経験を語るときに、本人の実感以外に科学的に何があるのか？　神経科学や心理学を研究しているわれわれ自身に問わないといけない。

さらに失礼なコメントになりますが、為末さんは、ああしてみたら、こうしてみたら、と陸上選手にアドバイスしているわけですね。少なくとも、陸上をやろうとしている子どもたちに教えるときには、間違いなく確信を持って言っているだろうし、人生論的な言葉でそうしたアドバイスをされていると思います。その確信の根拠には何があるのか。私はこの対話で究極的にはそこにも迫ろうと思っていたんですが、さきの発言で答えが出たかなと思う。つまり、そうすることで何となく心地よい、気持ちがいいから、それが案外信頼できるからということです。どうですか？

為末　こんな方向に話が飛んでいいか分からないですけれども、僕は、幸せになる方向に人は生きているんじゃないかと思うんです。幸せというよりも、自分に適したものが何かを常に探っているとでも言いましょうか。でも、頭で考えてそこには辿《たど》り着けないのではないかと思います。潜在的な、自分も知らない自分が自分に適したものを知っていて、そこに委ねてしまえばうまくハマるのかもしれないけれど、潜在的なものなので、顕在的な自分には理解できないと思うんです。体を動かすというのは、その潜在的なものと顕在的なものの間で揺らいでいる感じがしています。潜在的な世界というのは自分では及び知りませんから考えて辿り着けるわけではないけど、潜在的な世界が十分に考えて出した結論を、顕在的な世界が「勘」として受け取っているのかもしれない。身体のいろいろなものが求める方向性を、顕在的な世界がキャッチするときに、何の理屈も、何の根拠もないけれどもいい感覚だと信じられる。だから、自分の感覚というものを信じ続けていった結果、それが大きく発展することがあるように思うんです。

下條　なるほど。

なぜスマホをいじり続けるのか

為末　もう一つは、下條先生がおっしゃっていたとおり、「勝った」→「なんで勝ったのか?」と振り返る作業は、間違えてとらえる可能性が一定程度あると思うんです。本当はそんな理由で勝ったわけではないけど、本人やコーチがそれで勝ったと思っている。ややこしいのが、勝負にからむ要素は複雑なのですが、どうしても人は分かりやすいものを求めてしまう。勝ったときは良い理由を探して悪い面は探さないし、悪い結果のときには、良い面を探さないんです。自分の体感というか、何となく勘というものを辿っていくと、潜在的な世界というものがあるという気がします。

下條　そのことが、為末さんが「喜び」とか「自発性」とかを強調していることにつながるんですね。大げさに言うと、「人間の本性《ほんせい》とは何か」ということに関係してくると思います。私がいつも言っている仮説があって、この章の冒頭で、人間の知能は社会性の適応のために進化したと考えられると述べましたが、もう一つは、それ自体の活動が報酬になるように進化しているということです。どういうことかと言うと、心理学の教科書を見ていて私が反省的に思ったのは、今の若い人の中には、10時間以上テレビゲームを続けていられる人がいるでしょう。その結果、食事を抜いたり睡眠も抜いたりバイトをサボって学校にも行かなかったりで、生活がひどいことになっている場合がある。それでも続けているということを、心理学はまったく説明できていないわけです。

神経科学なら説明できるかというと、これもできない。どうしてできないかというと、神経科学で行われている報酬の研究というのは、識別してボタンを押すとジュースが飲めるとか、識別して目を向けると干しブドウがもらえるとか、脳にとっての報酬が、生物学的な報酬に限定されているからです。その研究方法で、はたして今の若い人たちをはじめ、現代人の行動が説明できるのか？　音楽を聴き続ける、一日中スマホをいじり続ける。それによって飲んだり食べたりという生物学的な報酬は与えられないし、むしろ奪われている。食べる暇も飲む暇もない。なぜそんなことをし続けるのかというと、音楽を聴いたりゲームをしたりすること自体が快だ、あるいは、手を動かしてボタン操作するという感覚的な刺激を受けること自体が快だと認めないと、現代人の本質は分からない。

それに類する研究成果はわずかですがあります。「糸の切れた凧《たこ》仮説」がそれです、私が勝手に名付けた説ですが。この場合、糸は何かというと、生物学的なリアリティとのつながりのことで、これがあれば生存と安全が確保されるという命綱のようなものです。食べ物にありつけるとか、セックスをして生殖できるとか、それが糸です。それが切れちゃって、大脳皮質が、本来あったはずの活動する動因を求めだす。原因と結果というのとは違う形で、その報酬を最適化しようとしているわけです。もともとは、ここへ行けばエサが見つかるとか、その正しい帰属をするために因果をたぐって世の中を適応的に渡っていくために進化したものです。でもその因果関係にはめ込むメカニズムが自己運動し始めると、それ自体が快になる。遊びってそういうことだし、だから音楽を聴くこと、映画を観ること自体が快になる。実はサルもそうなんです。われわれの実験によれば、サルはユーチューブの人気動画を喜んで観るんですよ。人間と同じ眼窩《がんか》前頭《ぜんとう》皮質（ＯＦＣ）というところのニューロンが活動するんです。つまりサルにも「内在的な快」と「外在的な快」があって、内在的な快とは、脳それ自体の活動＝体験がもたらす快感のことです。

為末　たぶん昔は、光を求めていくということが、生存にとって良いことだったんじゃないかということです。僕はお酒が好きでよく酔っ払うのですが、酔っ払って、気がつくと、コンビニとか一晩中明かりの灯っているような明るい方向に歩いていくことがあります。それ自体が生存に有利なのか分からないですけれども、昔は生存に有利だったような行動が今の社会の枠組みには適応しなくなっていて、それが人に中毒を起こさせたり、説明のつかないおかしな行動をさせたり、ということにつながっているのかなと今お聞きして思いました。

下條　めちゃくちゃ明るくて、めちゃくちゃ音がでかいのがいい。パチンコ屋もラスベガスのカジノもそうですね。それはそういう裏づけがすでにあって、カンデラ・パー・スクエアメーター（発光体の単位面積当たりの明るさ）で明るさを20%上げたら売上が何%上がるといったデータがあるんです。だから、それはすでに活用されていると言えます。うつ病を治療するのに太陽の光を浴びれば効果があるというのは科学的事実ですので、半分ぐらいは適用的で、半分ぐらいは搾取《さくしゅ》されているという言い方もできる。光の効用と心理学や神経学的な関係は確かにありますね。

とりあえず、為末さんのお話を受けての対話はここまでとします。次の章では、質問に答える形でさらに為末さんとの対話を進めていきたいと思います。

第4章　無意識を意識的にコントロールする術

12の質問から

対談　為末 大×下條信輔

質問1　「夢中になる」瞬間の切り替わりはどのように起こるのか？

為末　夢中になる、超集中状態になるという意味での「フローに入る」というのは「眠ること」に近いような気が僕はしています。布団を敷いてリラックスして、体を温かくするところまではできても、「今から寝るぞ」と意識的に思ってみても眠りにつけないのと一緒です。準備はできても、あとはそうなってくれるのを待つしかない。「フロー」に関しては、リズムがけっこう重要なんじゃないかなと思っています。繰り返し同じリズムを刻む。もし途中で休止してしまったら、元に戻って刻み始める。そんなふうに継続してリズムが繰り返されていく中で、だんだんと「フロー」に入っていく。僕は宗教が好きでよく関連した本を読むのですが、一定のリズムを刻む楽器の演奏で儀式を行う例が多いようです。インドネシアのケチャとか、仏教だったら読経しながら木魚をたたくとかですね。あいうリズムとか音というものが、人がフローに入っていくときに大事なんじゃないかと考えています。

下條　今、為末さんが言われた、睡眠の話は卓抜な比喩です。ふだんの睡眠に限らず意識の変容状態に共通した現象と言えます。麻酔を打たれたとき、眠るまいと抵抗していても眠らされたりしますよね。今の質問にからむんだけれども、奥行きの曖昧な図形で反転が起こることが分かっています。左に挙げた**図**はいずれも知覚心理学の教科書には必ず登場する奥行き反転図形です。上側は「ルビンのつぼ」と呼ばれるもので、真ん中のつぼが図

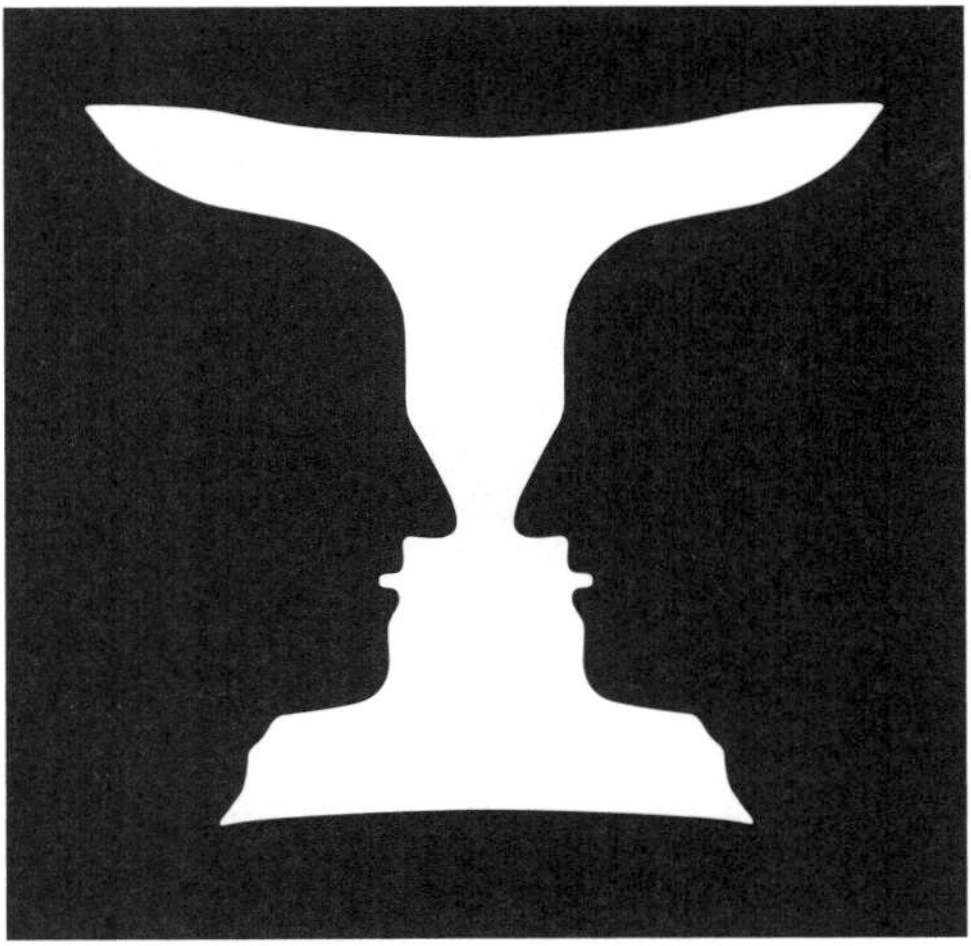

ルビンのつぼ

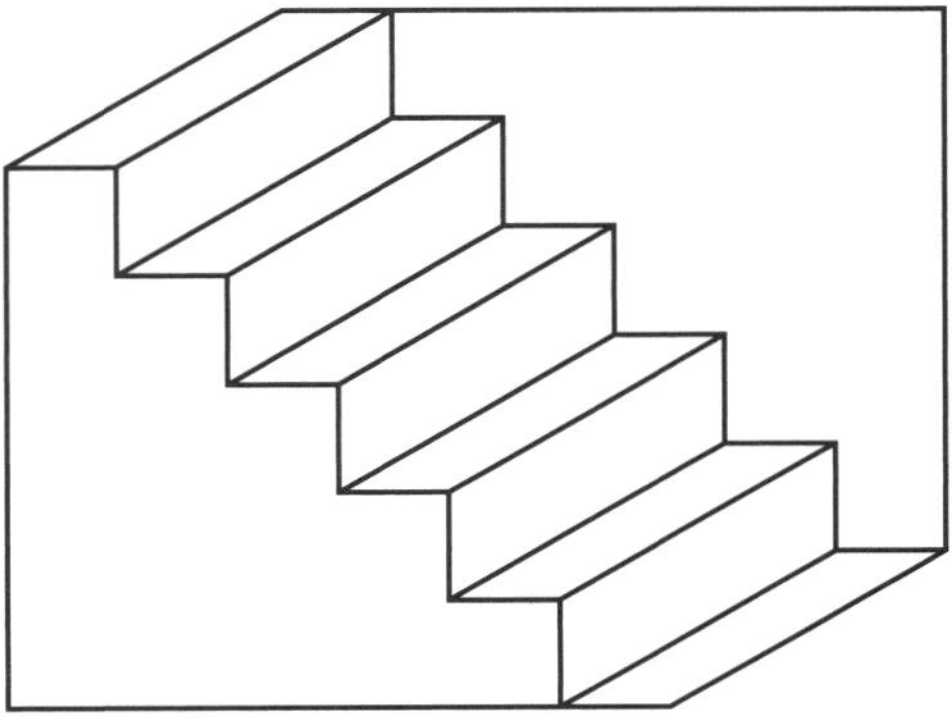

シュレーダーの階段

として知覚されるときにはつぼが手前に、また両側の人の横顔が図として知覚されるときにはそちらが手前に見えます。下の図は「シュレーダーの階段」と呼ばれるもので、左下の壁が手前に見える（つまり普通の階段に見える）のが普通ですが、右上の壁に視線を移してしばらく観察していると、そちらが手前に（つまり上下さかさまの階段が）見え出すことがあります。このとき脳内で奥行きを表現するニューロン（神経細胞）群を調べると、おそらく「へこんでいる」という奥行きを検出するニューロン群がまず活性化し、しかしやがてそれらのニューロンが「疲れてくる」。すると、それに拮抗する「出っ張っている」に対応するニューロン群が相対的に優勢となって、奥行き知覚も反転する。そういう考え方が有力です。「へこむ」と「出っ張る」という認識は、へこむニューロンのグループと、出っ張るニューロンのグループのバランスでなされているので、片方のニューロン群が疲れてくると綱引きみたいになって、ある瞬間にその力関係のバランスが雪崩を打つように崩れることでどちらかが勝つんです。この場合、「出っ張る」方のニューロンが勝つと、「出っ張って見え出す」ということが起きるわけです。

だから、「ボトムアップ」と「トップダウン」といったパラドキシカルなことも、実は、言葉を変えればそういうことで、ボトムアップというのは刺激を受けて脳がそれに合わせて活動するというだけの話ですし、トップダウンというのは、それを意図に応じて抑制したり、逆にチューンアップしたり、ということです。でも、それがいつなんどき「どちらが勝つ」とは言えないし「勝たせる」のも難しい。ある意味では、われわれ神経学者は、そのあたりを解明しようとしてきたわけです。

質問2　競技直後の余韻で感じたゾーンを、映像などであとから客観的に確認することはできるのか？

為末　先ほどの比喩でいくと、布団に入ってヒツジを数えるところまでは自分でできるけれど、そのあとは、自然に委ねるしかないと思っています。そのとき、競技における「布団に入ってヒツジを数える」のと同様の行為をどうやって意図的につくるかというと、僕の場合、「顔」なんです。どういうことかというと、自分の表情を、他人から話しかけづらいような顔、能面のような顔にしておくことが、ゾーンへの入り口として大切だという気がしていました。だから、いつも大事な試合の前にはトイレへ行って、無表情な顔をつくってから競技に臨んでいました。

下條　能面みたいな顔をつくるというのは、ソーシャルな刺激とか、相互作用を遮断するということですよね。それと、前に言われていた、他者の視点がないと「フロー」が起きないという話は、どうつながっているのですか。

為末　他者の視点があるとか、重圧がかかっている場面だというのは大切な要素だと思うんですが、そこに対して何とか自分が抗おうとしているような、そのせめぎ合いのところに緊張状態があって、それが「ゾーン」に入る際に大切だと考えていました。ふだんの練習でとても調子が良くて、あっと言う間に時間が過ぎるということがあります。あれをはたして「ゾーン」とか「フロー」などと呼んでいいかというと、いわゆる夢中状態の「フロー」かもしれないけど、超集中状態である「ゾーン」ではないんです。やはり、超集中の状態に至るには、今言ったような怖さとか圧力が極度にかかって、その最後の最後、「えいっ」と自分を投げ出したところにそうした世界があるような気がしています。その圧力に対して、自分は抗っているんだけれども、一方で、その抗うべき圧力がないとゾーンには入れない。ですから、この両方の存在が大事なのかなという感じがします。

下條　その場合、「他者の視点」というのは、社会的圧力ということですか。

為末　たぶんそうだと思うんです。

質問3　調子が悪いとき、何を考えて練習したらいいのか？

為末　調子が悪いときは、「アリとムカデ」の話みたいなことが起きがちです（32ページ）。つまり、それまで意識しなくても自然にできていたことができなくなって、体と体の連携がうまくいかなくなってしまうんです。例えば、ハードルを跳ぶ瞬間というのは、うまくなってくると、自分の体が一つの重たい物体として前方にふき飛んでいくという感覚です。あまり上手に跳べないころは、細かく手足の動きのことを一つ一つ考えてしまうんですが、うまくなってくると細かいことはまったく意識しないでよくなる。

それがスランプになると、何が原因でうまくできないのか……ということばかり考え出して細部に意識が向かうんですね。でも運動というのは、全体が調和的に動いているので、一つの動きや体の一部分を抜き出して考えてもかえって難しくなるんですよね。極端な例を挙げれば、オリンピック選手でさえ、体のどこか一カ所についてずっと言われ続けると、全体の調和が崩れてくる。そのぐらい、自分でも気づかないところの身体の全体的調和で運動は成り立っているんです。ですから、調子が悪くなっているときはそれが崩れていることが多いので、一つ一つ、どこが悪いとかあそこが悪いとか、こまごま意識したりすることをいったん忘れる。調子が悪いときって、何も考えずただひたすら走るということができなくなるんです。どこに不調の原因があるんだろうとその理由を探したり、うまくできていたころはどうやっていたんだろうと振り返ったりしますが、それを一回忘れて、何も考えずに走る。たぶん、これがすごく大切で、何も考えないで走ることを意識するようにしていました。

下條　鈴の話は、どうですか？　あれはなぜうまくいったのか、説明を聞かせてください。

為末　僕の一番調子が悪かったのは大学生のときで、3年間ぐらい本当にスランプでした。それであるとき、手首に鈴をつけて、走りながらずっと鈴の音だけを追いかけて、何も考えずに走るようにしたらある日うまく抜けられたんです。無心になることができないんだったら、せめて何かで頭がいっぱいになっている方がいいんじゃないかと思って、「ヒツジが1匹、ヒツジが2匹……」と考えるのと同じことを、鈴の音で行おうとしたんですね。それも含めて、やはり一定のリズムを刻み続けるとか、何かに心が奪われておく。まあ、心を奪われるほどではないにしても、注意を向けておくことが、動きの自然さを生むんじゃないかなという気がするんです。

下條　鈴の音を意識するということは、耳から入る刺激で、体全体のリズムにつながるから、例えば、左脚の足首だけに注意を向けるよりは、全身に対してうまく分散しているかもしれないですね。

質問４　心が奪われにくい人が、奪われやすくなることは可能か？

為末　ある年齢までに「ゾーン」に思いきり入って、すごいパフォーマンスが出せた。そんな体験を一度もしたことのない選手が、その後、ゾーンに入れるようになったという話はあまり聞いたことがないですね。

われわれの世界で「勝負弱い」とされている選手が「勝負強く」なることは、確率が低いと考えられています。では、全然救いがないかというとそうではなくて、そういう選手があるタイミングで、突然「化ける」ことがあります。とはいえ、本番でいきなり化けて力が出せるタイプじゃない選手は、多くの場合、日常に勝負どころを持ち込もうとします。勝負を日常的にしていくということです。こういう選手が最後に行き着くのは、ルーティーン化とか儀式化を取り入れることです。いつも行っている動作を繰り返して、その動作さえすれば平常心を保てる、そういう心境をつくることでオリンピックのような勝負どころであってもいつもどおりやればいいという心境に入れる。練習以上のパフォーマンスを出す必要はないし、特別な力を発揮する必要もない。いつもと同じことが今日も行われるんだ、と自分に暗示をかけていく。そういった方法で成功している例は多いと思います。

下條　ちょっと補足すると、「勝負弱い」とされる人に起きていることって、私たちにとっては不思議に思えるところがあります。心理学の教科書的に考えると、人間というのは悪い結果が出ると、そこから学んでいくものです。何かをして罰を受ければ、良くない結果をもたらしたその行為をしなくなるとかですね。このメカニズムを厳密に考えると、実はとても複雑で言語化しづらいものです。それでもこの「罰と報酬」による学習は現実に起きます。ところが勝負弱い人は、自分が弱点だと自覚しているところを改善しようと努力すればするほど、ネガティブフィードバックに入ってしまうことがあって、ますます悪くなり、そこからなかなか抜けられないことってありますね。

質問5　「フロー」のときの脳活動について、学問的な見方を知りたい

下條　これは少し専門的な説明が必要ですけれども、デフォルト・モード・ネットワークというのがあります。もともと認知神経科学者たちはｆＭＲＩ（機能的核磁気共鳴断層画像＝functional magnetic resonance imaging）によって、さまざまな課題を遂行中の脳の活動を見てきました。この脳の部位はこの活動につながるから重要だとか、研究者はみんな血道を上げてやってきたわけです。あるとき、賢い研究者がいて、「何もしないときはどうなるのか」という実験をした。何もしないと脳のどこも活動しないかと思ったら、そんなことはなくて、あるネットワークが常に活動していてこれがデフォルトだと分かったわけです（デフォルト・モード・ネットワーク）。それが「フロー」のときの脳の活動と似ている可能性がある。不思議でしょ、フローはある意味フル活動の状態なのに、それが休憩時＝何もしていないときの脳の活動パターンに似ているって。ただし、デフォルト・モー

ド・ネットワークの新しい解釈は、矛盾するようだが「注意のネットワーク」ということなんです。

少し補足すると、もともと「マインド・ワンダリング」という現象があって、それはつまり何かに集中せず、散漫に心の赴くままに注意があちこち飛んでいる、ふらついている状態を指します。デフォルト・モードというのは、教示としては「何もしないでじっとしていて」ということなのですが、実際には多くの被験者でこのマインド・ワンダリングが実は起きていた。そして注意のネットワークというのは、もちろん何かに集中している＝注意を向けているときに活動する脳内のネットワークなわけですが、これが案外、マインド・ワンダリングの状態とも似ている。要は、脳内にもともとつながりやすいネットワークがあらかじめあって、何をするのもそこが活動する。まあ雑に言えばそういうことです。フローというのは超集中状態だから、注意のネットワーク、「フロー」マイナス「ノンフロー」で出てくるときに、それが注意のネットワークと似ているというのは不思議ではない。だけど、それがマインド・ワンダリングの状態とも共通しているというのはいったいどういうことか。まだ未解明の部分が多く、これからデータをよく見て比較しないといけないですね。

繰り返しになりますが、やはりスキャナーの中で、何もしないで休んでいなさいと言われたときになぜ「注意のネットワーク」が活動するのかという疑問が湧きます。それは、人間の本性だというのが一つの答えで、何かしているんですよ、それがマインド・ワンダリング。つまり、スキャナーの中で、意識があって覚醒しているというのはそういうことだ、と。これが一つの答えです。

質問6　為末さんが経験した3回のゾーンは、それぞれで質の違いがあったか？

為末　僕は陸上競技者なので、禅僧が言っている涅槃《ねはん》……、まあ涅槃までは行かないでしょうけれども、それに近いと思うんです。自分の行為自体になっていくという世界です。

下條　中国では、走る禅というのもあります。いわゆる座禅じゃなくて、体を動かす禅です。

為末　走禅《そうぜん》ですね。相手に対して対応するわけじゃないので、ほかのスポーツの人が言う、客観的に見るとかというのとは違うんです。ただ、ひたすら自分の行為が行われていて、ちょっと高いレベルで行われているという感覚が分かるんです。3回ともそんなに違いはない気はするんですが、例えて言うなら「一瞬ちらっと見えたあの山の色は何色だったのか」というのが1回目。2回目は「ああ、やっぱり緑っぽいな」、3回目は「ああ、緑だったな」という感じで、だんだんと、あの世界がどんな感じだったのかというのを、経験の蓄積によって「やっぱり自分の勘違いじゃなくて、あの瞬間は時間感覚が変だと思う」ということを知ったという程度には違いがあります。ただ、その瞬間瞬間は、たぶんあまり違わないんじゃないかなという気はします。

下條　言語や概念がないと、人間は視覚経験すらできないという考え方があります。例えば、西洋医学でいう「色盲」という概念がない時代、例えば江戸時代に、色盲の人は自分でどう思っていたのか。実は、自分は色知覚がおかしいとは思っていなかったのではないか。人と何か違うということには気がついたでしょうが。だから、2度、3度ゾーンを経験するうちに、「あれがゾーンかな」と思っていて、3回目に、その主観的経験が、為末さんの持っている概念や言語的な装置である「ゾーン」にはまっていったということかもしれないと私は思うんです。

質問7　スポーツの指導における擬音語、擬態語の使用についてどう思うか？

為末　オノマトペというやつですね。子どもたちを対象にした駆けっこ教室をやっていて面白いのは、「ぐいっ」と僕が言って足を動かしたりすると、だいたいそれと同じ動きを子どもたちがするんです。ほかの子を見なくても、体を伸ばして「ぐいっ」とやります。「よいしょ」と、重たいものを持つときに言う言葉は、やっぱり意味があって「よいしょ」と言っていると思うんです。

僕は、長嶋茂雄さんの指導をビデオで1回だけ見たことがあるんですが、言っていることが、ほとんど言語としては意味が分からないんです。「ガーン」「ドーン」「グイーン」と擬態語といっていいのか、そういう音を言うだけなんですね（笑）。でも確かにその動きは「ガーン」という感じはするし、「ドーン」という感じでもあるし、「グイーン」という感じはするんです。

だから、ある程度、そういう擬音語とかオノマトペのような表現に、人の動きというのは集約されるところがあるんじゃないかと思っています。

むしろ、細かく「右手をあと3センチ上げて」とか「左手は体に近づけて」と言うよりも、「ドーンと打て」と言った方が、体全体の調和が良くなるようなことはあり得ると思います。

あるレベル以上の選手というのは、人から細かく指導されることを嫌がるのですが、それはプライドだけの問題ではなくてとても繊細なレベルで全体を調和させているから、それが崩れるのを嫌がるのだと思います。そういう点では、実際に何か擬態語のようなものを使った方が、全体調和的に動きが変わっていったり、感覚が良くなったりということはあるんじゃないでしょうか。

質問8 「自分を放り投げる」ためにコントロールできる方法はあるか?

入來 理化学研究所生命機能科学研究センターの入來といいます。神経科学者なので、神経科学者らしいことを述べたいと思います。為末さんが提起された問題のうち、ほとんどのことが腑に落ちるのですが、学問的には説明できないんです。大変歯がゆい思いをしていますが、この話題で、最近考えたことです。

「ゾーン」に入るときに、自分を消すというか、放り投げるような状態だと為末さんは言われた。ある有名な歌舞伎役者さんと対談する機会があってその方が言うには、大きな代役を長期間されたときに、今までで最高の舞台になったというんです。なぜかというと、代役というのは、自分ではなくて、本来演じるはずの人にならなければいけないので、自分が消えてしまう。そのとき、完全に型だけが残ったという感覚になったといいます。何度か経験したことのある生涯最高の舞台と同じ感覚だったと。そこで話し合ったのは、伝統芸能というのは、無意識を意識的にコントロールする術を伝統的に編み出していて、その一つは、「型の習得」なのではないかということなんです。型を習得することによって、自分自身の無意識を意識的にコントロールする術があるのではないか。陸上競技における最高のパフォーマンスとも共通するものがあるんじゃないかと思うんです。それを脳科学の分野でも研究したいと強く思っているんですけれども、何かコメントありますか。

為末　そうですね。おっしゃるとおりで、僕の、先ほどの「行為だけになりたい」というのは、たぶん、入來先生の言われる「型が残った」という世界だと思うんです。「次に、足が出るのか」とか「腕が出るのか」ということをわざわざ自分は考えないで、どんどん連動して続いていくことだと思うんです。歌舞伎を僕が観に行って思ったのは、動きの美しさって、やはり連動がいかにきれいにできているかだということです。でも、連動は関係性でもありますからどうしても連動を意識することは難しくて、ひじそのものをイメージしたり、細部の動きをイメージせざるを得ないんですね。つまり意識すればするほど細部をイメージしてどうしても全体連動がうまくいかなくなる。そうやって考えていくと、一番自然な動きというのは、意図的にコントロールしようと思わなくても何も考えないでもできるように、そのための準備をある程度の年月をかけて積み重ねておく。そうすると、最後の「えいやっ」という開き直りができる気がするんです。

僕が現役時代の最後の方に思っていたのは、普段のトレーニングは全部、瞬間的に自分を消すために体にプログラムしておくことで、一番近いなと思ったのはロボット選手権です。面白い回があって、いざ試合が始まると、ロボットを製作した人たちはロボットをコントロールすることができなくて、さまざまな事態を想定してシミュレーションさせておいたロボット自身が解決するというルールだったんです。競技者の理想の状態もそれに近くて、普段プログラムしたことが本番で勝手に出てくるようにしておく感じでした。つまり、普段の練習であらゆるシミュレーションはしておいて、いざ試合が始まったら、もう自分の体は投げ出して、あとは関与しない。そうすると、動きが一番スムーズになるのではないか、と思います。

下條　体全体のバランスとかコントロールというと、スキーを習っていたときのことを思い出します。スキーって物理的に正しいことを言われても教わる方としては何の役にも立たないですよね。なぜかというと、初めてスキーをする人は無条件の姿勢反射があって、崖を見たら怖いから体を山側に反らすとか、谷側のひざを突っ張るとか本能的な動きをしてしまうんですけど、これはスキーにとっては最悪の動きなんですよね（笑）。要するに、スキーで良い先生というのは、「怖いという意識をあえて捨てて、それに抗おうとしないとスキーは上達しないよ」とか、またはそれこそ谷側に「体をドーンと投げ出す」とか言ってくれる先生。単に「ひざがまっすぐじゃダメ！」としか言えない人は、少なくともスキーの指導者としては不向きなんだ、ということを今、思い出しました（笑）。

質問9 「心」について、どう捉えればいいのか？

為末 「心」というのは、どういうふうに定義したらいいのか……。というのは、自分を見ている自分も含めたものが心ですよね。要は、自分の行動をすべてコントロールできている、その自分をも喪失することが「心を奪われること」であって「ゾーン」に入るということなんです。だから、今しゃべっている自分さえもがなくなってしまうという世界があるんじゃないか。この世界のことを、何と呼べばいいのか分からないのですが、きれいな夕日とかきれいなものを見たときに自分がいなくなったり、「ゾーン」に入ったときにいなくなったりするものが、心なんじゃないかという気がします。

下條　それは「意識」という点ではどう言えると思いますか。「心」というのは、無意識の心も含んでいるわけで、この場合、無意識の心はちゃんと機能しているわけですね。

為末　そうでしょうね。もしかすると、体を無意識の自分に明け渡すということかもしれないですね。「委ねる」とか「任せる」という状態だと思うんですよね。選手は最後の勝負どころで、もうどうにもならないんだから「自分の体を明け渡す」という言い方をしたりするんです。これは禅僧でもそう言う人がいたりしますが、それと似ていて、もしかしたら、明け渡す相手先は、無意識の自分ということなのかもしれないんですね。

下條　身体スキームってあるでしょう?　これはボディーイメージとは違います。ボディーイメージというのは、自分の体のイメージですよね。つまり自分で意識できる。身体スキームというのは、例えば、自転車に乗れるようになると自分が言葉にできなくても体の中に感覚運動マッピングが染みついているから、30年経っても、久しぶりで自転車に乗っても乗れる。ほとんどの場合、無意識だといわれていて、たまたま意識化することもできる。意識化しようと思えば、自転車で左右のバランスをどうとっているのか自分で観察することもできます。でも、普通はそうしていないでしょう。そういうものを想定して、自分を遠くから見ている自分を「自己意識」とか「意識」と呼んでいる。私は、そういう整理の仕方ができるんじゃないかと思うんです。

質問10　芸術家も世間の評価を意識していると、フローに入れないのか？

為末　そういうことは僕もよく考えますね。アスリートも世間の評価を気にしない。といっても、だったらなぜ、わざわざオリンピックで勝ちたいかというと、そこに名誉が集まっているからですよね。だから、そこはなかなか否定できないのですが、いざプレーをしている瞬間に、世間の評価を気にしながらプレーするということ自体、フローに入り込むことを阻害する部分はあると思います。その前後にそういう気持ちがあってもいい気がするけれど、究極のところではそういうものが消えている。アーティストが絵を描く瞬間、これによって自分は何か名誉を得ていくというよりは、ひたすらに表現に没頭しているんじゃないでしょうか。「フロー」とか「ゾーン」と言われる世界には、そういう打算みたいなものが、ちょっと薄まって、表現欲はあるかもしれないけれど、ひたすらその行為をずっとやっているんじゃないでしょうか。仮に、内在的な他者が自分の中にあったとしても、実際に行っている最中にはそういうものが薄まっているというイメージがあります。

下條　ちょっと補足したい。人から褒められたいというのは、社会の評価、制度やルールに依存しているとも言えます。ただ、皮肉なことに、それらを忘れて自分の自発的な体の動きに任せてパフォーマンスをしたときに一番高い評価が出る結果になりやすいという話だと思うんです。そういう意味では、おっしゃるとおりで、入りと出は社会的な評価だけれども、真ん中がどういうアクティブ域かというと、ミュージシャンが好例です。とくにジャズミュージシャンなんかと話していると、本当にノッているときは客のことなんか忘れるといいます。でも、演奏が終わると大喝采が起こる。その真ん中のアクティブ域では、外部からの目というものは消えている、ということじゃないですかね。

質問11　ゾーンに入ることと、熟達度にはどんな関係があるか？

為末　例えば、ハードルを跳ぶことに不安があったり、どう跳ぼうかということに気を取られたりしている間は「ゾーン」に入りにくいと思うんです。ハードルを跳んだり、走ったりすることなんて忘れてもできるというぐらい熟達していないとゾーンには入れません。自転車の乗り方でいうなら、最初はペダルを漕ぐことに必死になって、それが忘れられた瞬間にハンドル操作に意識がいく。今度はハンドルを握っていることも忘れた瞬間に初めて、とんでもないスピードで走り抜けるときの景色が眺められる。プロのサイクリストはさらにその先の地点にいて、景色を見ながら判断することも全部忘れて、自転車と一体になっていく。そういう意味では、ある程度、自分の動き方自体を感じなくなるほどに熟達しないとゾーンに近づくのは難しいだろうなと思います。

下條　熟達者とそうでない人とでは、「フロー」に入りやすいかどうか当然違ってくるでしょうね。チクセントミハイは、初心者でもチャレンジ（課題）のレベル（難易度）を低くしてあげればゾーンに入れる、という趣旨のことを言っているのですが、それはちょっといんちきで、本来、チャレンジも等級分けされていなければいけない。レベルが上がれば上がるほどそれを達成するのは酷だということが無視されています。なぜかというと、チクセントミハイは、フローという概念を、ほぼ「幸福」と捉えて「ハピネス」として使っているからです。彼の一番新しい本でいうと、日常生活でハッピーになるにはどうすればいいかというノウハウみたいなものが書いてあります。だから、オリンピックで勝つ人のような超集中状態で一生のうちの何回かしか体験できないレベルのフロー（＝ゾーン）とはだいぶ違う話をしています。当然、熟達度が上がれば上がるほど、その人が体感できるフローの状態は高いでしょう。将棋のプロ棋士でいうと、長考に入って一手に2、3時間以上かかったとき、あとから「えっ、そんなに、私、考えていましたか。ほんの数分のつもりでした」と言う人は、やっぱりプロの高段者だけなんです。その上で、さらにその棋士の内部で「フロー」が起きている、あるいは起きやすい人、熟達した人のフローの脳では、一面から見ると注意の「全集中」、強度の制御が起きている（いわゆるトップダウンの支配）。ところが同時に、大脳皮質ではなくもっと脊椎《せきつい》に近い、生存に直接関わるようなところが活性化するのでは、という知見もある。先のレクチャーでもちょっと触れましたが、例えば将棋で50年に一人の天才と言われる羽生善治さんの脳を調べた研究では、詰将棋をフルスピードで解いているときに、脳幹部と言われる非常に原初的な、進化的にも古い部位が活性化しています。つまり、脳の異なる部位、レベル、機能が、遠く離れていても互いに同期して活動する、つまり脳がより一体化してくるというか、それが今のところ有力な仮説です。

質問12　記録が伸び悩んでいるとき、どうモチベーションを保ち続けていたのか？

為末　トップアスリートにとって競技人生の前半というのは分かりやすくて、「努力にリターンが約束されている」という世界です。とくに僕のように、ある程度抜きん出た身体能力を持って生まれてくると、努力に見合うリターンがあらかじめ決まっている非常に有利なゲームをしているようなものです。頑張ったら成果が出るから頑張る、ということです。これがだんだんギャンブル的な世界に入っていって、4年間、一生懸命練習してもメダルが取れるかどうか分からないものに対して頑張らなければならなくなる。競技人生の後半は、「ほとんど勝ち目がない宝くじを買い続けますか?」という世界です。しかも、宝くじを買うためには、毎日3時間ぐらい走って、1週間に1回ぐらい嘔吐するようなハードな練習をする。どこかに痛みがあると、ときどき痛み止めの注射を打って練習を続ける。そういうことをやって当たるかどうか分からない宝くじのためにトレーニングを続けていくわけです。

だから、努力に見合うリターンだけで継続するには、モチベーションがどうも保ちにくいんですね。そういうときにいつも思っていたのは、それでも何か理解が深まっていく感じが、自分の体の中にあるんじゃないか、ということでした。言い換えると、自分の知らない自分を知っていくという喜びが、それでもあるんじゃないか、ということです。僕はリターンを目指して努力する世界を「山頂型」と呼んでいます。この山頂の素晴らしい景色を見るためだけでは、山頂に登れるかどうかが怪しいという場面では登る意欲が湧かないんですね。そうして行き詰まったときに、山登りをしていること自体が楽しい、山登りをするためにあえて山頂を設定する、と考え始めます。そんなふうに、山登りの道中をどうやって目的化するか。努力の即時報酬をどうやって自分で設定できるかということを強く意識しています。

僕自身は、自分自身を理解していくことをどんどん深めていきたいということと、最後、真っ白な灰になりたい――『あしたのジョー』みたいなんですが（笑）、キャシー・フリーマンが優勝したあのとき、放心状態になったみたいに最後は終わりたいというのがモチベーションでした。結果がどうなっているかは、もう僕の知るところじゃない。でも、毎日自分への理解を深め、最後にサイコロを投げるところまでは持っていきたいというのがモチベーションでした。

下條　為末さん、今の話で思い出したんですが、神経経済学といって、経済的な視点で脳活動を調べた研究の中で、サンク・コスト（sunk cost）というのが出てきました。サンク（sunk）とは「沈む」ということで、自分はこれだけの投資をしたと。投資は金銭に限らず、努力とか、痛みに耐えたとか。それに対して、ほとんど投資をせずに得てしまった場合と比べると、得たものは同じであっても、ものすごくたくさん投資をした方を大事にするという傾向があることが分かっています。これは動物でもそういう結果が出ているんですよ。ハトでもそうです。それについてはどう思いますか。

為末　なるほど。要は、かけた努力によって、得るものの価値を測るということですかね。苦労して付き合えるようになった子の方が、簡単に付き合った子より思いが強いという。

下條　そういうことです。

為末　確かに、成果とは別に、努力自体から得る報酬というのがある気がします。努力はすべて成果のためにあるわけじゃない。その延長で言うと、「死ぬのになぜ人は生きるのか」みたいな話にちょっと近くて、競技人生の最初の方では、「俺にとっての日々はすべてあのときの栄光のためにある」と思って走っていた。でも、走ることとそれ自体が喜びで、毎朝やることが思いつくという日々は、それなりに幸せなんじゃないかなと考え方が変わっていったんです。それでモチベーションを保っていたようなところがあります。ちょっとサンク・コストとは、つながりがないかもしれませんが。

下條　いやいや、非常に軸足が定まった答えで、私が第3章で述べた「糸が切れた凧」の話、つまり、行為や試み自体の中に報酬があるということにつながっていると思います。それはある意味では、進化論的にも意味ある指摘だし、人間が一生の間に得る報酬としても少し質の高い気がします。どうもありがとうございました。

為末　ありがとうございました。

第5章　心はコントロールできるか
不測の事態に備える対処法

為末　大

２０１２年６月に陸上競技生活を引退して時間が経ちますが、今もオリンピックシーズンになるとソワソワしたり、特別な感情を抱いたり、いつもと違う自分に気づきます。目が向くのはやはり選手の気持ちです。今どんなプレッシャーの中にいるんだろうか、心身の調整がうまくいっているのか……といった内面について思いめぐらすことが多いかもしれません。

とくに今年は新型コロナウイルスによる東京オリンピック・パラリンピックの延期から1年、本当に開催できるのか、練習も十分にできているとは言えない中で100%の力を発揮できるのか……選手は大きな不安を感じています。感染拡大防止と収束に向けての世界的な対策が今も続けられていますが、こうした不測の事態が起きたときの心のもちょうといったことも含め、ここでは、モチベーションについてお話しさせていただきます。

モチベーションの扱い方

どんなスポーツにも大切な要素ですが、とりわけ個人プレーが基本の陸上競技者にとって、モチベーションはきわめて重要で大きな要素になります。そもそも「勝ちたい」という気持ちがなくなれば、その時点でトップを目指す競技者でいる意味はなくなります。ですから、トップ選手として現役を続けているということは、まだ到達したい目標があり、モチベーションが維持されている、ということだと思います。

このモチベーションが上がったり下がったり、というのが僕の場合、競技成績にかなり影響を与えていました。最初はとにかく頑張ればいいと思っていましたが、いくら頑張ろうと思っても、そうしたくないときもあるわけです。いわゆるモチベーションが湧き出てこないときは、決まって成績が出ませんでした。だから、思うようにならない自分の心をどう扱うか、どうやって自分を頑張らせたらいいんだろうかということを、常に考えてきました。

世の中には、「こうすれば人生はうまくいく」とか「勝者のマインドになるための○○」「成功の法則」といった本が山のようにあります。人が成功したいと思うのは、次のような図式があるからだと思います。

成功する
↓
富と名声を得られる
↓
幸せになれる

つまり、究極的には幸福感を得るための方法として、人は成功を求めるのではないでしょうか。だったらそんな遠回りはせず、いきなり幸せになれるよう自分の心をコントロールしてしまえば解決できるわけですが、当たり前ですがそんな方法はありません。おまけに成功するために今を我慢していると考えるだけで、今やっていることが義務的に感じられるようになります。一方で、勝ちたいなんて考えずただ夢中でやっているときの方がパフォーマンスが良かったりする。勝利に執着しない方が勝ちやすいという矛盾を常に感じていました。

現役の終わりに差し掛かったころだったと思います。自分の興味の領域が、心理学と呼ばれるジャンルに近いものじゃないかということに気づくようになりました。そういう本を読んでいくうちに、下條先生の本に出会いました。『サブリミナル・マインド』（1996年）という本だったと思います。自分が感じていたことが明瞭な文章として書かれている！――そんな驚きと喜びをもって夢中になって読み進めたことを覚えています。

陸上競技を続けている間、僕は自分自身の心の中をいろいろと観察してきました。その結論として強く思ったことは、「心はコントロールできない」ということです。自分の体は自分でコントロールしているわけですが（実際にはその認識すら曖昧だということを下條先生の本で知りました）、一番思うようにならないのは自分のモチベーションでした。「頑張らなければ」は意図することができますが、「頑張りたい」はあくまでうちから湧き出るものなので意図できないのです。私はコーチがいませんでしたから、自分のモチベーションを観察するうちに、次第にコーチとして自分を観察する視点と、実際にトレーニングしている自分の視点の両方を持つようになりました。

観察しているもう一人の自分が、トレーニングをしている自分を眺めていると、「これ以上練習させ過ぎるとモチベーションが切れちゃうな」とか「単になまけてるだけだから、もう少し頑張らせた方がいいな」というのが分かってくる。自分の中にもう一人、「観察者としての自分」を作り、観察する立場を取らせていたんです。大げさに言うと、目の前にいる他人をじっくり観察している感覚で、自分自身が行っている行動や言動、その日の気分までも観察していくうちに、「ちょっとモチベーションが落ちてきたな」とか「こうすればモチベーションが上がるかも」といったことが少しずつ見えてくるようになりました。逆に言うと、「他者的に自分を見る」というやり方を続けていく以外、自分の心の中にあると思われているモチベーションは制御できないと思うようになったのです。ある程度、心というものに対して距離を置いてそれを眺める——それが大事だと思うようになりました。

明確な目標が逆にしんどい

陸上のトップ選手の目標は少しでもタイムを上げ勝つことです。トップ選手が目指すのは世界一です。そういう高い目標を設定するからこそ、きつい練習にも耐えていけるのですが、ただそう単線的にはいかないんですね。例えばうまくいっている間はいいですが、うまくいかないことがあるだけでモチベーションは揺らぎます。やるべきだったことができなくなるだけで、今度は弱い自分を責めてさらに落ち込むということが起こります。「世界一」という明確な目標があるのに、いやあるからこそ、自分の心をコントロールできない自分に苛立《いらだ》ちを覚えてしんどくなる。365日、徹底的に陸上にコミットしていけばいいのに、やり過ぎると、かえって心がついていかない。そして、モチベーションが落ちる自分を責める。そんな負のスパイラルに陥った時期もあります。

アスリートがある日、燃え尽きて、突然引退することがあります。このパターンで一番多いのは、先ほど触れた「自分を他者的に見られない選手」である場合です。自分を観察する、自分の心を扱う、という感覚が希薄な選手は、自分自身を徹底的に追い詰めて、理想どおりにいかない自分を責めて、ある日突然、無気力になることがあります。ですから、ある程度自分の心の状態を観察できるようになるのが、心をコントロールする第1段階だと思います。

心や欲ということに関して、とても好きな歌があります。クレージーキャッツの大ヒット曲「スーダラ節」です。植木等さんのお父さんが仏教のお坊さんで厳格な方だったらしく、植木さんがコメディアンになることも歌うことも反対されていたそうです。ある日、「今度自分はこういう歌を歌わなきゃいけない」と伝えたとき、お父さんが「それこそが仏教の本質だ」といって喜んだというエピソードを聞いたことがあります。「わかっちゃいるけど、やめられない。ここのところが人間の弱さを言い当てている」とおっしゃったという話です。僕は何となくこういう感じで競技生活をとらえていたんです。

よく誤解されるのですが、トップアスリートというのは、高いレベルのモチベーションをずっと持ち続けられる人と思われるかもしれませんが、実際には、やる気がまったく出なかったり、やめたくなったりするときもあって、いつも心が安定しているわけではないんです。むしろ、しょっちゅう心が揺らいでいます。ただ、一般の人との違いを挙げるとすれば、そんな心の傾向を自分自身が知っていることです。どうやって自分をマネジメントすれば良いパフォーマンスを出し続けられるか、しぼんだやる気をどう扱って記録を上げていくか、それがうまくできる人が、トップアスリートには多かったという印象があります。心のマネジメントがうまくて、猛獣使いみたいなセンスのある人が多かったとも言えます。

目的型と夢中型——二つのモチベーション

モチベーションはどこから湧きあがってくるのか。まずモチベーションには二種類あると僕は考えています。目的型のモチベーションと夢中型のモチベーションです。目的型は、「一生懸命トレーニングをする。なぜならば勝ちたいからだ。勝って名声を得たいからだ」。勝つという目的に向けて動くものです。一方、夢中型は、「今日も一生懸命走る。なぜなら走るのが楽しいからだ」。行為そのものが楽しいからというものです。目的型は意志の力が相当必要だし、意図して行っているのだからコントロール可能です。苦しい練習はいつ報われるのか？　どうなれば報われるのか？　それが明確なのが目的型です。目的型のトレーニングは苦しい、つらいけれども、来るべき日に勝利を得るためには、厳しい練習が必要なんだという感じだと僕はとらえています。

例えば、仲間たちと2時間サッカーをしたとします。それが終わった後、夢中でサッカーをしていたので素晴らしい時間だったと思えば、それは夢中型のモチベーションといえます。仮に1カ月後に迫る大会で勝ちたいという目的があったとしても、今このときが充実して時間を忘れてプレーできていたならば間違いなく夢中型のモチベーションと言えます。しかも今このときが楽しいのだから、すでに選手たちは報われている。つまり即時報酬としてその場で満足感を得られています。

盛大な結婚式ほど離婚率が高い？

心に負荷がかからないときは身体への負荷も感じにくくなっていますから、夢中型の方がアスリートへの心身のストレスは少ない。一方、メダルを取るためにすべてを懸けてきた選手がメダルを取った後、ぷつっと切れてしまう「燃え尽き症候群」になることはよく知られています。目的を達成してしまうと、何のために競技をやっているのか理由がなくなるからです。余談ですが、僕の知り合いに結婚式場で働いている人がいて、こんな話をしてくれました。年収に対して結婚式にかける費用が高く、その準備や運営にかける労力が大きければ大きいほど、その後の離婚率が高いんだそうです。つまりそれは盛大な結婚式をしたという達成感が、次の日から始まる日常を色あせさせてしまうのではないか。祭りの後が寂しくなるのと似た感じと言えるのかもしれません。

目的型と夢中型のモチベーションは、スポーツに限った話ではないですね。たぶん皆さんにも経験があると思います。夢中で楽しく釣りをしていたところに、「必ず3匹釣らなきゃいけない」と言われたとたん、そこに義務感が生じる。競技の練習も同様に、「1週間に何回以上」と義務化されるとやる気がなくなる。さらに前評判の高い選手だと、必ずメダルを取るという社会的期待がのしかかってくるので、この状態で夢中型を保つのはかなり難しいことです。期待や義務感とどう付き合うか。好きなことを仕事にしたとき、義務とノルマが発生するので、これをどうマネジメントするのか？　ここは夢中型を保つうえで重要だなと思います。

まったくの主観ですが、強い目的意識を持って取り組んでいる選手というのは、不満足だからこそ、目的に対してハングリーに向かっていけるところがあると思います。現状に満足しないから成長し続けられる選手ということにもなります。目的型というのはなかなか体力がいることだと個人的には思っていて、現状に不満足でい続けることに僕は耐えられなかったので、夢中型をうまく織りまぜながらじゃないと現役を続けることはできませんでした。目的型だけで突き進められる選手はごく稀《まれ》で、それに耐えきれるような人じゃないと、もしくは自分の欲がどんどん湧いてくるような人じゃないと難しいのかなと思います。

「意志の量」を枯らさない

夢中型のエネルギーの源は、「ただひたすら楽しい」「これが好きだ」という無邪気性にあるのかなと僕は思っています。競技をしていて、自分自身のモチベーションコントロールのベースになっている考え方の一つは、「意志にも体力がある」ということです。スポーツで偉業を達成した場合、強い意志で困難を乗り越えて不可能を可能にした、という話が多いと思います。ところが、僕自身、世界陸上で銅メダルを取った後や、スランプになった経験、あとは社会的な期待にさらされ過ぎて苦しくなった経験から感じたのは、意志にも体力があって、僕の場合、それはそれほど強くなく、容量の多いものでもないということでした。

意志の力を頼みに目的型では戦い続けられない。そういうタイプの人間が頑張り続ける方法とは何か？　それが僕自身の心のマネジメントのベースになっています。もし、自分の意志量が無尽蔵にあって、苦しいことでも困難なことでもひたすら耐えて1日中練習をし続けて、翌朝起きると元気なまま、再び100%のやる気が湧いてくる……そういうタイプの選手だったら、心のマネジメントに関心を持たなかったと思うのですが、僕の場合、がむしゃらに1週間続けると、次の1週間はまったくやる気が出なくなって、「もう陸上なんかいいや」という気分になっちゃう選手でした。だから、とにかく自分の意志の量を枯らさないよう大事にしていくことが重要でした。そのことを今、若い選手たちに伝えるようにしています。

意志の力には総量があって、これを全部使い切ってしまわないようにする。使い切らないというのは「休む」という意味ではないのです。夢中の状態にあるときには、意志の力はそれほど使わなくて済みます。だから、苦しいけど頑張るぞと意識せずに、ここぞというときだけ意志の力を使って対応していくのがいい、そういう話をしています。簡単に言うと、日常の生活はストイックである必要はない。その分、そこで余った意志量で練習のときに踏ん張る。意志の全体量をマネジメントするように考えていました。

トレーニングで意識していたことの一つは、「揺らぎ」を想定することです。どういうことかと言うと、高いモチベーションを維持し続けることを想定した練習メニューは、必ず破綻するものです。これは僕が学んだことで、やる気が出る日もあれば、出ない日もある。そのデコボコをある程度組み込んだメニューにするのがポイントです。具体的には、朝起きると「今日は走りたくない」という日があるものです。そういう日は走らなくていいようにしていました。それが1週間、10日続くと気持ちの立て直しが難しくなってくるので、3日目ぐらいに、「1週間やる気が出ないなら走らなくてもいい。じゃあ、せめて2日間だけ練習しよう」と自分の心と折り合いをつけるのです。

1週間毎日、数時間以上も必ずこの練習をしなきゃいけないと縛りをかけると、やる気の出ない日であっても練習しなければならない。もし、それができなかったとき、焦りと罪悪感を抱えて次の日に向かうことになって、そうすると必ず「自分の決めたことが守れない自分」という負の意識がたまって、自信や前向きな気持ちというポジティブなものが削られていく感覚があったので、「やる気がないときはやらなくていいよね」という、ある程度の許しを準備しておく。かといって完全に自堕落になるのではなく、どこかポイントだけ押さえて、ここところはやらなきゃいけないけど、やりたくないときはやらなくていいよとフレキシブルにしました。

なまけたいときの対処法

人間のモチベーションは自分から自然に湧き出てくるものかというと、そうではなくて、この人と話すとモチベーションが湧くとか、ここに行くと元気が出るなとか、こういう時間配分だったら頑張れそうだ、ということがあると僕は思っていました。ですから、自分以外のものがモチベーションにどう影響するのか、ということを意識的に観察していました。とくに僕の場合、人と場所から影響を受けるタイプだと分かったので、モチベーションが落ちてきてるなと感じると、やる気が出ている人に近づくとか、やる気の出る場所をいくつか見つけておいて、自分にフックをかけて引き上げることをしていたのです。

目標には、長期のものと短期のものがあると思いますが、目標が高く遠すぎても、練習の成果が出ているのか目標に近づいているのか分からず、モチベーションも消えてしまうので、1週間とか1カ月単位程度の目標を決めて、それが達成できたら自分を褒めてあげる。そういう短期目標と長期目標の両方準備しておくのが重要だったと思います。一時期、モチベーションが自然に湧いてくるのを待っていたことがありました。けれども人間というのは、なまけるときは徹底的になまけるので、全然やる気が出てこないこともありました。そういうときは、とりあえずグラウンドに行って1周走るということだけをルールに決めたりしていました。1周走り終わると、これで帰るなんて逆に面倒くさいという気持ちになって、そのままずーっと練習に入っていったこともありました。

朝どうしても起きられないのなら、まず無理やりにでも布団を引きはがしてみる。その行動によってモチベーションが起きあがってくることもあると思います。まず体の方からアプローチする、という方法です。体をまったく動かさないで、じっとしながらモチベーションが湧いてくるのを待っても何も起きないことは僕自身の経験で分かっているので、実際に体を動かして、2時間ある練習のうち、最初の5分か10分だけやってみる。すると結果として2時間続けられたことも結構あったなと思います。

自分の練習方法というものを簡単にまとめてみます。

1. 直接心に突っ込まない。自分の心にいきなり「頑張れ！」とか「何で今日は練習ができないんだ？」と責めたり無理に言い聞かせたりしない。体が動かないときは自分に叱咤して、やる気を出すようなことはなるべくしない。

2. 朝起きられないときは、まず布団を引きはがす。意志の力で起きられないなら、体の方からアプローチする。そのままじっとしていると何も変わらないことが多いので、まず体に働きかける。

3. 決めた練習メニューをやりたくないときは、無理にやらない。1週間のうち2日間だけでもよしとする。とりあえずグラウンドに行って1周だけ走ってみる。もしくは、2時間の練習のうち、最初の5分か10分だけやってみる。

実際こういう具合に自分の心の状態を観察していきながら、モチベーションとの折り合いをつけながら練習していたな、と振り返って僕自身が思うことです。

表情と言葉がモチベーションの指標

反対にやる気がどんどん湧いてきたのはどんなときだったのか？　身の回りにどんなことがあったかを日頃から観察しておいて、そういう環境をつくりながらやる気が出てくるのを待つというやり方を意識的にしていました。自分なりのチェック方法で、いつ自分のモチベーションが落ちてきて、いつ上がっていくのか、心の様子を眺めるようにしていましたが、これは言うはやすしで、思いのほか難しいことでした。実際にはよく分からないこともあったので、もっと分かりやすい指標だったり、もっと言えば数値化できたりすればいいのでしょうけど、それはできませんでしたね。

ですからいくつかの視覚的なものを指標に、分かりやすいものでチェックしていました。一つは表情です。自分が1日のうちで何となく表情がこわばっているなとか、笑っているときの顔が何となくぎこちなかったなとか、鏡を置いていたわけではないのですが、グラウンドに行くとき、自分が人としゃべっている表情を想像して、その表情がいつもと違うなど感じるときには、何かがおかしいんじゃないかと思うようにしていました。

他人からの感想も取り入れるようにしていました。人と会ってしゃべっていて、いつもと違うと言われたら、そこをフックにして「何が違うのだろうか」と考えるようにしていたんです。自分自身で気がつくことのできる指標として、表情に自分のモチベーションの上がり下がりが明瞭に出ると思っていたので、観察して、その後どうやって引き上げるかというのは別として、チェックするようにしていました。

その次に指標にしていたのが言葉です。自分がどういう言葉選びをしていたのか。これは良くも悪くもなんですが、僕はブログを書いていたので、自分の書いた文章を後で見ると、やっぱりモチベーションが低いときに特徴的な単語がある。ネガティブな言葉を使っていたり、攻撃的な口調になっていたりします。でも、書いているときはそれに気づかないんですね。ちょっと時間を置いて眺めてみると、そのときの自分の心に気づいていったりするものなので、自分が発した言葉をその後で観察していました。

もう一つ、僕が大切にしていたのが、時間感覚です。1日の時間の使い方が、例えば「練習に2時間」と決めていたものが、余分なことをしていてずるずる延びていったり、何もしていない時間があったり、リズムが良くないなと思うときには、モチベーションが上がってないのではないかな？　大丈夫かな？　と疑うようにしていました。

セーフティーゾーンに逃げ込み、ゼロベースに戻る

では、モチベーションが湧かなくなったときにはどうしていたのか。実はセーフティーゾーンに逃げ込む感覚でいたのです。セーフティーゾーンってどこだ？　というと、僕の場合は布団の中とかソファで丸まるとか、そういうところでいろいろ考えるわけですね。「なぜやる気が出ないんだ！」「こんなことでは勝てないぞ！」と叱咤というよりは、むしろ正反対に、「いろいろやってきたけど記録も伸びなくなったら元に戻るだけだな」などゼロベースに振るようなことを考えていたのです。

十代の初めのころから陸上競技をやってきて、中学生以降から期待されるようになった

けれど、よく考えてみると、10歳ぐらいのときなんて何も持っていなかったわけで、それが今はどんどん大きくなってきているだけのこと。もし失敗しても元に戻るだけだ、と考えるようにしていました。そう思えるようになると、そのとき抱えていたプレッシャーなんてどうでもいいやという気分になってきました。陸上で勝つことなんてどうでもいい、そういう気分になればなるほど、じゃあ、やれることをやってみようかな、とやる気が湧いてきたのです。だから思い切りゼロベースの思考にしてみると、むしろポジティブになるということが僕の場合は多くありました。あまりにもモチベーションが落ちているときには、セーフティーゾーンというホームに駆け込んで、ゼロベースに戻ることをしていたのです。

サプライズをもたらすという気持ち

モチベーションの上がり下がりに関して、僕の場合、社会的な期待と「自分自身ができそうだ」という自信の関係で決まっていたところがあります。簡単に言うと、僕はこのぐらいできるということと、世間や社会からの期待にギャップがあって、社会の期待が低いときはモチベーションがとても高まりました。というのも、僕にとってもっとも大きなモチベーションのフックになるのが、世の中にサプライズをもたらすことだったからです。こんなことが起きたらみんなびっくりするだろうなというときに、テンションもモチベーションも上がりました。

陸上競技というのは、注目されやすく社会的な関心を持たれやすかったと思います。だから僕が「この結果を出すと世の中がびっくりするな」というときは頑張れたのです。一方、苦しいのは、社会の期待が高い場合です。自分では「この試合、4番か5番だろうな」と思って臨んだ試合なのに、「金メダルを取れますね」なんて期待されると、サプライズどころか、がっかりされることがある程度見えているので、自分を頑張らせることはとても難しかったですね。純粋に「勝ちたい」と思っていたはずなのに、自分でも気がつかないうちに「勝たなきゃいけない」という気負いに変わってしまう。これをどうやって自分でコントロールするかが大きかったなと振り返って思います。

無邪気でどう動くか分からないのが心

最初の話に戻ります。モチベーションを高めるにあたって自分が目的型か、夢中型か。自分があるべき姿に向かうとき、まず目的型先行モデルで考えると、あるとき、気持ちの方がやりたくないと言ったりして邪魔をしてくるから、これをコントロールしなければいけない。心を何とか言うことをきかせて目標を達成する、頑張る。これは確かに何かを達成するときに多い考え方ではありますが、もう一方で「心が先行する」というモデルがあるとも思っています。

僕の競技人生の中盤から終盤にかけて、自分が何をしたいか、それを成し遂げるにはどうすべきなのかということを考えるとき、次のようなアイデアを持っていました。言葉にするのが難しいのですが、あえて言うなら、自分の中に小さい子どもがいて、その子が何をしたいかということを聞いてあげて、自分が応援する。自分の心を観察してそれを達成するために頭を使うという発想です。目的達成のために自分をがんじがらめにしたところで、心というのは無邪気なところもあって、どう動くか分からないものが多いと思うんですね。

例えば、家族でスキーに行くと決めたとします。朝9時に出発してスキー場に行って、11時から滑るぞと決めていたのに、子どもがぐずって泣き出したりすることもあるわけですね。そんなとき、「何でグズるんだ？　せっかくもうあと2時間であそこに行くと決めているのに、予定が狂うじゃないか」と親が怒る。それでも子どもがぐずって泣いていると、何とかしてそれを力ずくで黙らせて目的を達成しようとする。これをずっと続けていると、子どもは学習して、本当は行きたくないのにそういう意思表示をしなくなったり、しゃべらなくなったりする、そんなネガティブなイメージが僕にはあります。

だからこれをひっくり返して、君はそもそもスキー場に行きたいのか？　それとも違うところに行きたいのか？　ということを子どもに決めさせて、その行き方を自分が考えるという感覚でとらえるようにしていました。これは表現が難しいところですが、その子の内側にあるモチベーションというのがにわかに立ち上がってきたとき、やる気が出ているときのエネルギーはすさまじく大きいような気がします。頭で心を抑え込んでしまうよりも、はるかに大きな成果が出せる感じがしたので、自分自身の心の違いを、よく観察しているようにしたのです。

ペース配分と方向性のコントロール

ただ厄介なのが、その子どもの気持ちが変わったりする場合があることです。これも表現が難しいのですが、あえて言うなら、犬の散歩をしているときのような感じです。まず大きな目標を決めてA地点からB地点に行く。まっすぐ突き進んでいく過程で、犬があちこち動きます。自由に動かすけれども、リードをつけておいてある程度の距離までしか動けないようにしておく。やりたい気持ちとやりたくない気持ちのどちらに振れるかは、その時々によって変わることもあるから、右往左往するものを、力ずくでゴールに向かわせて引っ張っていったり、あるいは、途中でどうしても歩きたくないのなら休ませて自然と歩きたくなるのを待ったり、ゆっくりしたペース配分にしたり、方向性をコントロールしたりしながら競技をやっていたという形だったかなと思います。

モチベーションの話は主観的な話で、僕の心の中の話なので、どのくらいお伝えできているか分からないですし、これを下條先生がどんなふうに見られるか分からないのですけれども、心理学的な観点からこういう考え方についてどんな現象だったのか、あるいは、もっと別なアイデアがあるんじゃないかといったことを、これから先、皆さんと一緒に考えを深めていきたいと思います。

第6章　自発性とは何か
最新研究で見る「やる気」の科学

下條信輔

為末大さんのお話を聞いていて、私が専門にしている心理学あるいは神経科学というのは、変な表現ですけど、「為末」というテストに半分落第しているんじゃないかと思います。それはどういう意味か。世の中が「心理学」「神経科学」「認知神経科学」という学問領域に対して期待していることがあるにもかかわらず、いくつかの切実な問題に応えきれているかというと、どうも応え損なっているんじゃないかと思います。

為末さんにはトップアスリートという切実な経験があるからこそ、自分の頭で考えぬいて、そこからこうじゃないか、ああじゃないかと自分の言葉で問いを発している。そうなると、「今、神経科学ではこういう最新学説がありますよ！」という話が大変しづらくなります（笑）。つまり切実さが欠けている、実存性がない気がしてしまう。とはいえ、研究者の立場から、モチベーションとかやる気の話と心身のかかわりについて、私が今回準備してきた話の中のどれか一つでも、為末さんの関心に引っ掛かって、話のきっかけになればいいなと思って話を続けていきます。

もう一つ、せっかくなので、トップアスリートの生の考えと、脳神経という学問を重ね合わせていくために、「言葉づかい」をぜひ共有しておきたいと思います。そのトップバッターとして紹介したいのが、「動機づけ」という心理学の言葉です。たいてい心理学の教科書には「動機づけ」という一章があります。これが恐ろしくつまらないです（笑）。ほとんど役に立たない。文句を言う前に言葉づかいについてちょっとだけ確認しておくと、動機づけというのは普通、モチベーション（motivation）と言われるものです（表）。動機づけというのは、普通は欲しいものや目標があってそれに向かって、ある行動に駆り立て

●**動機（づけ）**　Motivation
欲しいものや目標があって、それに向かう行動に駆り立て（られ）ること。低次の生物学的な場合（←ホメオスタシス）と、高次の社会的・文化的・価値的な場合を含む。

●**動因**　Drive
行動に駆り立てる（起因となる）何か。例えば、飢えや渇きは、食物や水を探す行動の「動因」となる。低次／高次両方あるはずだが、（実験室の研究では）低次で語られることが多い。

●**誘因**　Incentive
動因の目標となるもの、誘われるもの。飢えや渇きの例で言えば、食物や水が「誘因」となる。

●**報酬**　Reward
「誘因」とほぼ同じ意味で使われるが、より具体的に「ポジティブな価値を持つもの」のニュアンスがあり、また神経過程と直結。

られている状態を指す。ただし、非常に低次の生物学的な場合と、高次の社会的・文化的・価値的な場合とに分かれる——。これは辞書とか心理学事典を一切見ずに、全部私の頭の中にある常識で定義していますので厳密には違っているかもしれないですが、ひらたい言葉で説明するとこういうようなものだと思ってください。オリンピックで金メダルを取りたいというのは当然、この定義の後者、「高次の社会的・文化的な価値に向かって行動を駆り立てられる」場合に当てはまります。

日本語で「動因」、英語でドライブ（drive）という概念も昔から心理学にはありまして、行動に駆り立てる原因となる「何か」をこう呼びます。例えば、「飢え」とか「渇き」というのはそのいい例です。一方、インセンティブ（incentive）、「誘因」と無理やり日本語に訳していますが、ややこしいんですけど、これは動因の目標となるそのものですね。誘われる相手となる当のものが誘因でして、飢えや渇きの例で言えば、飢えや渇きは動因だけれども、食物や水は誘因です。また例えば、発情期の動物にとっては異性が誘因になったりします。もう一つは神経科学の方で「報酬」（reward）という言葉がありますが、これがよく誤解されるんですけれども、誘因とほぼ同じ意味です。ただ、より具体的に計算できるポジティブな価値を持つものと考えるのが普通です。「負の報酬」といったときには「避けたいもの」という意味になります。言葉の整理をするとおおよそこうなります。

成長欲求と欠乏欲求

心理学の教科書の「動機づけ」という項目を見ると、必ず最初に出てくるのが、「マズローの欲求階層説」というものです（135ページの図）。階層的に示される図の一番下に「一次的欲求：生理的欲求」というのがあって、その上の方に「二次的欲求：自己実現の欲求」があります。自己実現の欲求は「成長欲求」と呼ぶこともあり、その下に「安全の欲求」「愛情の欲求」といった「二次的欲求」もあります。この安全や愛情の欲求というのは、何かが欠けているからそれを充足したいという意味から「欠乏欲求」とも呼ばれます。

個人的な話をしますけれども、東大の制度では2年生のときに専門として心理学を選ぶかどうかを決めなければいけないのですが、私が学部の2年生のとき、こんなつまらないことをやるのなら心理学という学問はやる価値がないぞと思わせてくれた最初の図です

（笑）。今は少し違って捉えるようになってきたので、これはこれで役に立つ分類方法ではあると思います。どういうことかというと、図の下の方の欲求と上の方の欲求が葛藤することが人間にはよく起きます。例えば、体は疲れているから休みたい、ビールでも飲みながらのんびりしたいというのは生理的欲求です。これも欠乏欲求の一つになります。一方で、やりたいことも制限して犠牲を払って猛練習して4年間頑張り続けてオリンピックで金メダルを取りたい！　というのは自己実現の欲求です。先ほどの言葉で言えば、成長欲求です。この二つの欲求による葛藤がどんなふうに脳の中で表現されて、どういうふうに解決されるか。それを研究するのが現在の「動機づけの心理学」の問題になるわけです。

もう一つ、この成長欲求と欠乏欲求の間のグレーゾーンのところで、「外発的動機づけ」と「内発的動機づけ」というものの区別がされます（136ページの図）。これも心理学者がよく言うことなんですが、外発的動機づけでいちばん分かりやすいのが「賞と罰を与える」という方法です。あとは、「学習結果を知らせる」「成功経験をはげます」、あるいは「競争させる」というのも外発的動機づけです。内発的動機づけというのは、「知的好奇心をよびさます」「達成動機をもたせる」「自己実現へ向かわせる」といった、自発的

マズローの欲求階層説

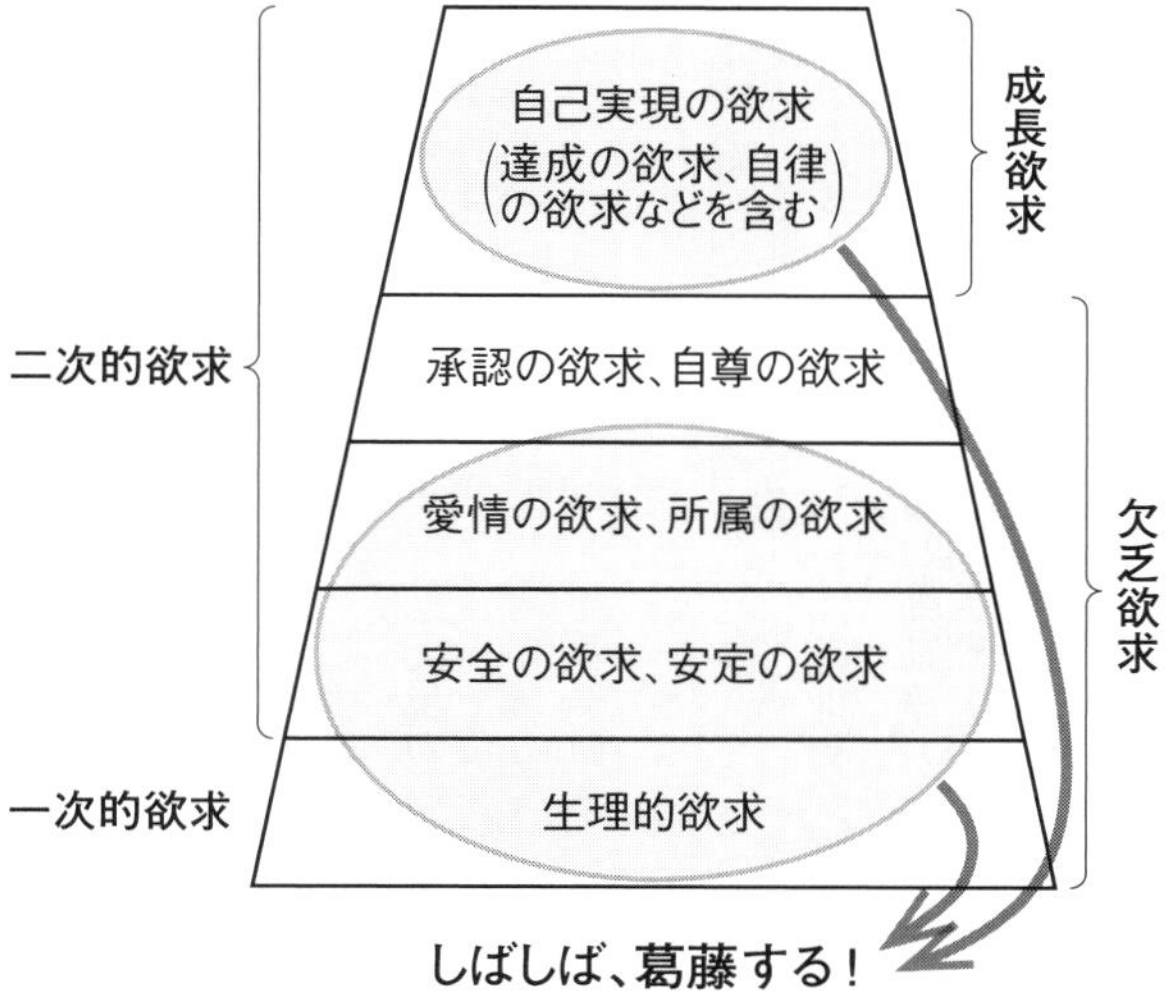

自己実現の欲求
（達成の欲求、自律の欲求などを含む）
承認の欲求、自尊の欲求
愛情の欲求、所属の欲求
安全の欲求、安定の欲求
生理的欲求
二次的欲求
一次的欲求
成長欲求
欠乏欲求
しばしば、葛藤する！

外発的動機づけ	賞と罰を与える
	学習結果を知らせる
	成功経験をはげます
	競争させる
内発的動機づけ	知的好奇心をよびさます
	達成動機をもたせる
	自己実現へ向かわせる
	親和的な社会的動機をもたせる

な関心を呼び寄せるものになります。この二つがよく葛藤を起こすとか、同じ状況であっても本人がどちらであると解釈するかによって、その後の行動が決まってくると心理学者は考えます。

これは意外に面白いかもしれないと思っているのが、勝手な自作ですが次のページのグラフで、横軸は「主観的な成功確率」です。これにチャレンジしたらどれくらい成功するか、あくまで主観的に見た成功確率をグラフの横軸にとって、縦軸に「その行為の相対的魅力」をとる。すると「達成への動機」としては真ん中あたりにピークが来るんですね。つまり、努力しなくても成功できるとか、どんなに頑張っても達成できないと思ったらはじめから意欲は湧かないですよね。だから真ん中あたりのどこかにピークが来るわけです。

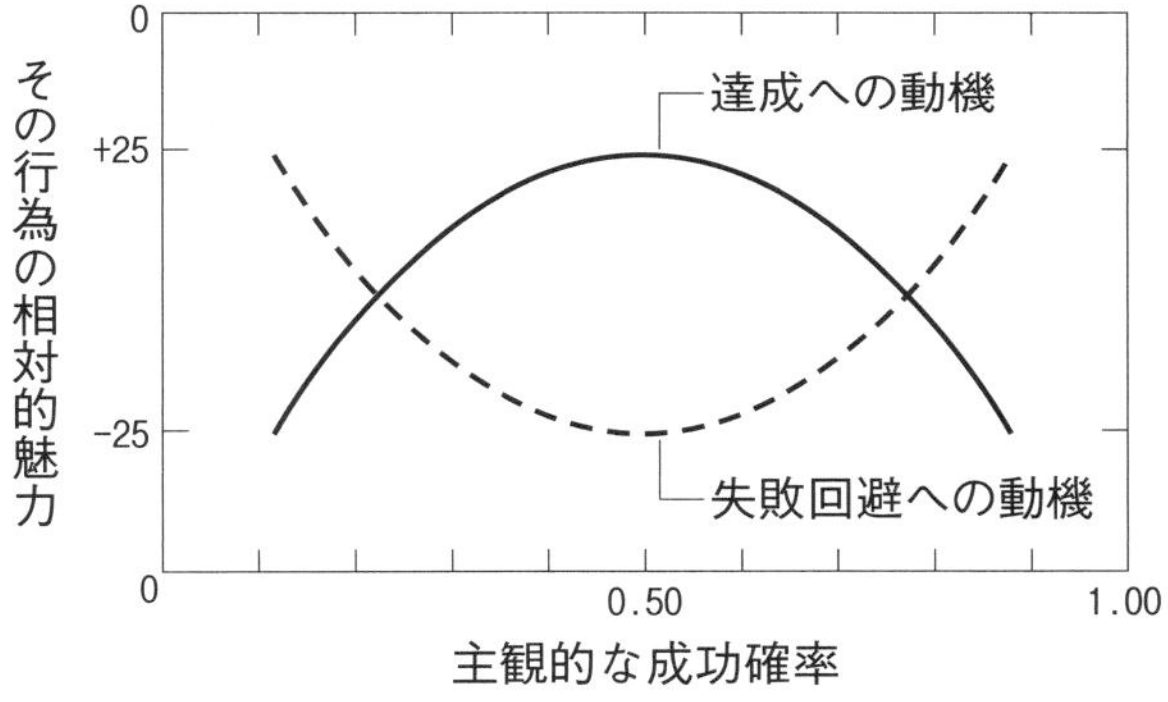

一方、「失敗回避への動機」というのは逆のカーブになっている。図に破線で示したカーブです。主観的な成功確率がまったく五分五分なら、まあなるようにしかならないと開き直りやすいが、ほぼ成功、またはほぼ失敗と分かっていると、かえってなんとか失敗を回避したいと思ってしまう。これを前提に、ある個人の状況を、「今、調子がいい」とか「調子が悪い」とか記述するとき、このピークが50％より微妙に上の方にいっているとか失敗回避のモチベーションの方がずっと強いとか、そういう形でスランプや好調の状態を理解したり、個人差を理解したりするうえで参考になるのではないかということです。心理学的な常識や思考の整理にすぎないんだけど、案外バカにならないかもしれない。これらの点を別にすれば、動機づけの心理学はあんまり役に立たないと思ってください。

情動系と報酬系の潜在回路

二番目にお話しするのは「自己コントロールの神経科学」についてです。先ほどの図（135ページ）でいうと階層の下、「生理的欲求」を満たす方になります。動機づけというのは、神経生理学における動物のモデルで見た方が分かりやすい。というのも、ネズミを飢えや渇きの状態に置いておいて、その行動を見ながら伝達回路に電極を差し込んで神経活動のデータを取ることはできるけれども、そもそもネズミに競争で勝つようにモチベーションを与えるという訓練は難しいからです。大脳辺縁系という広いネットワークの中で、とくに視床下部という頭の中の中央部分にあるところで、例えば「のどが渇いた」「おなかがへった」「寒い」「暑い」といった状況で、体内の状態を恒常的に保つためのメカニズムが働きます。これをホメオスタシス（恒常性の維持）と言います。生物体が外部環境の変化や食物の影響にかかわらず、体温などの生理的状態を一定に保つ仕組みのことです。このホメオスタシスが働いて足りないものを補おうとする。このように行動を起こそうとするのがモチベーションの基本メカニズムです（図）。

ホメオスタシス（恒常性の維持）にかかわるメカニズム

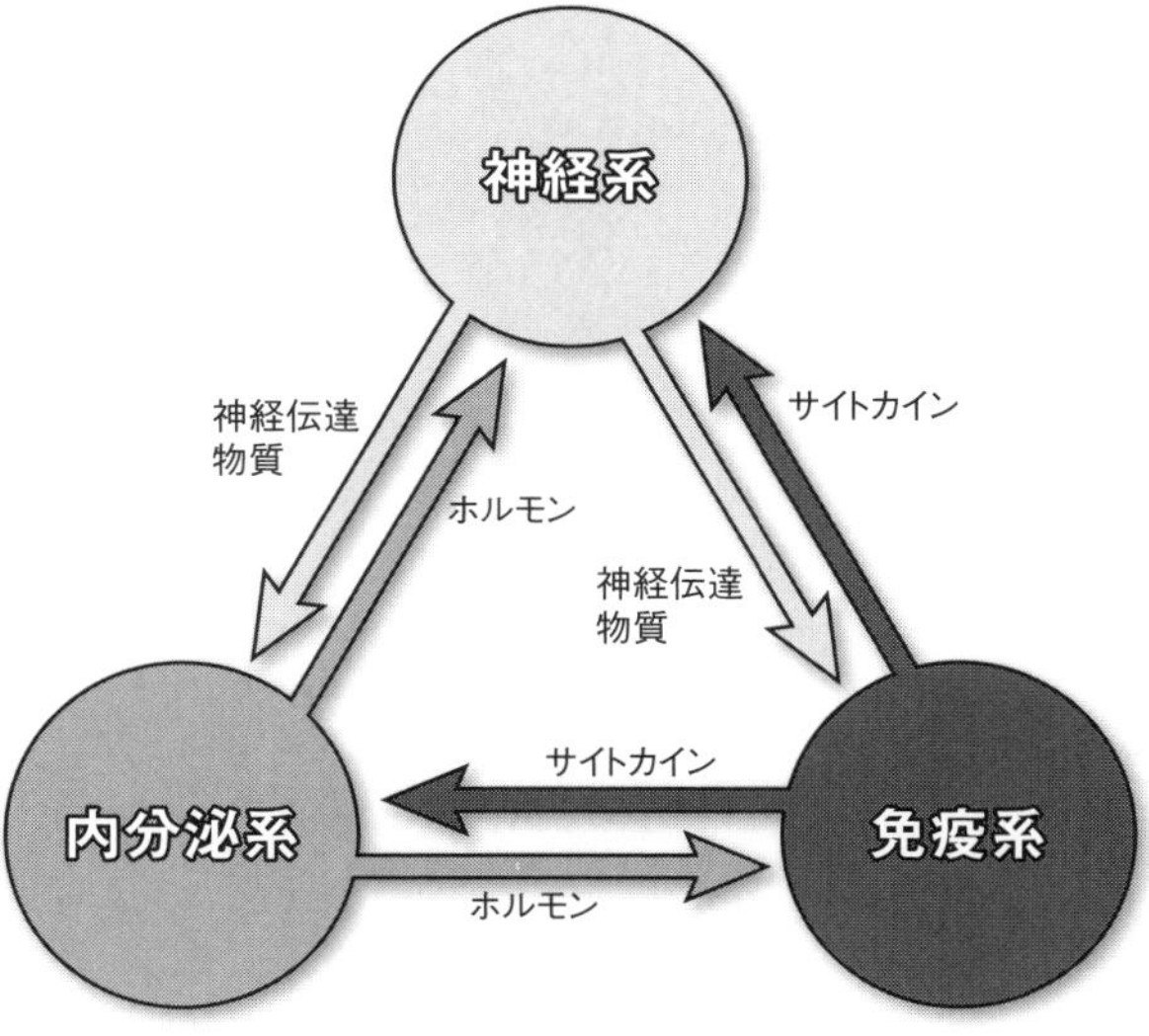

ホメオスタシスは、神経系・内分泌系・免疫系の３者の相互作用で維持される。神経系から出される神経伝達物質、内分泌系から出されるホルモンのほか、免疫系から出されるサイトカインが、この相互作用に重要とされる。免疫系のサイトカインは、細胞から放出され炎症を起こさせたり制御したりする働きのほかに、神経系・内分泌系にも働きかける。

心理学には、カフェテリア実験というものがあります。不思議なことに、動物も人間も自分にとって欠けているものを選択的に取ろうとする能力があるといいます。例えばビタミンが欠けていると、特別自覚していなくても野菜や果物が欲しくなる。カフェテリアで自分から野菜サラダを取ったりする。病的な場合は別ですけど、そういう研究があります。大脳辺縁系と先ほど述べましたが、これは今、あまりはやりの表現じゃないと思うんですね。むしろその中の「海馬《かいば》」という部位の名称の方が最近は、一般的かもしれません。あるいは、「扁桃《へんとう》核」「側座《そくざ》核」「尾《び》状《じょう》核」「帯状《たいじょう》回」「海馬回」「視床」などという場所が脳の中にはあって、それらがネットワークでつながっています（図）。この部分が「情動系」と「報酬系」にかかわるようないろいろな神経活動をしていると言われています。大ざっぱに言うと脳の潜在回路でつながっているのです。これらはホメオスタシスに関係していて進化的には古いものです。

刺激と制御のせめぎ合い

そこに「自己コントロールの神経科学」で重要となる検討課題を入れていくとどうなる

大脳辺縁系（情動＋報酬）

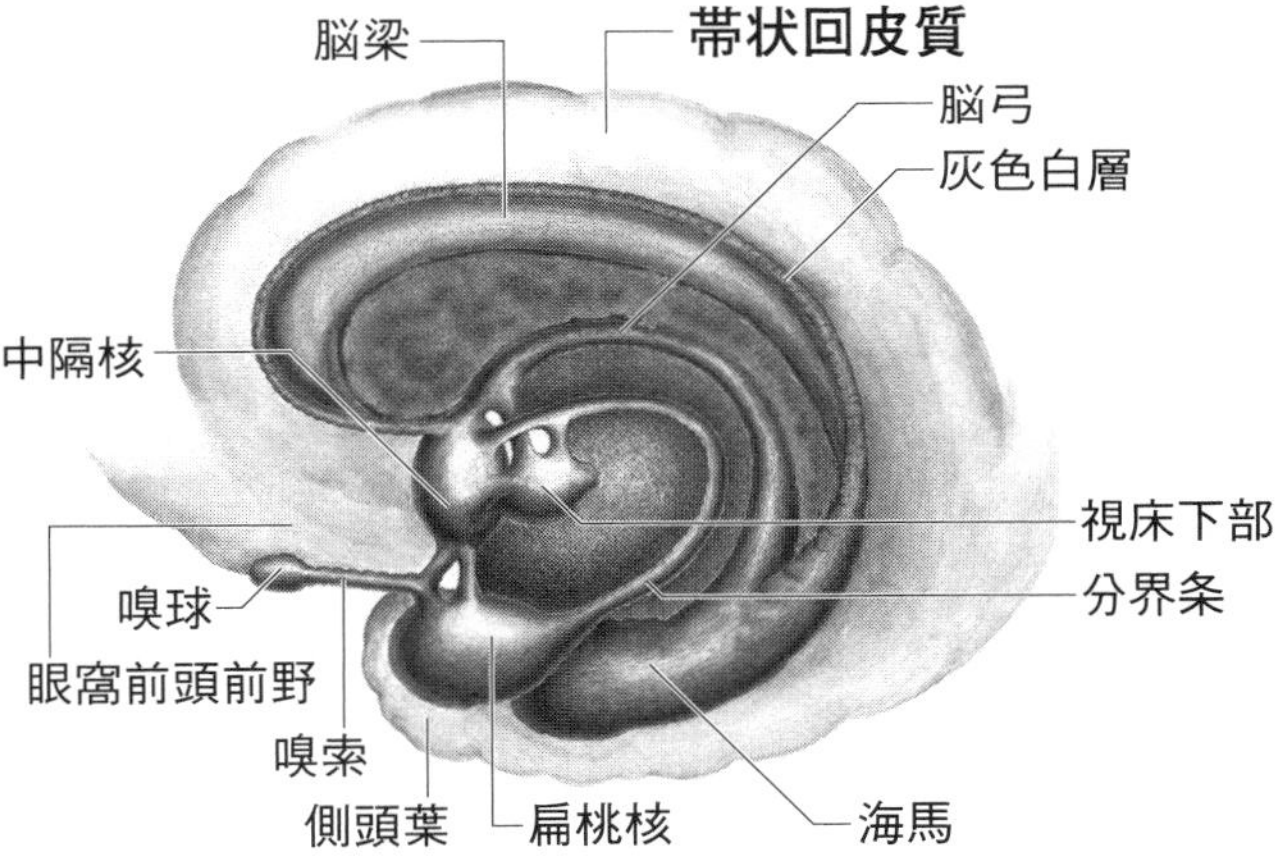

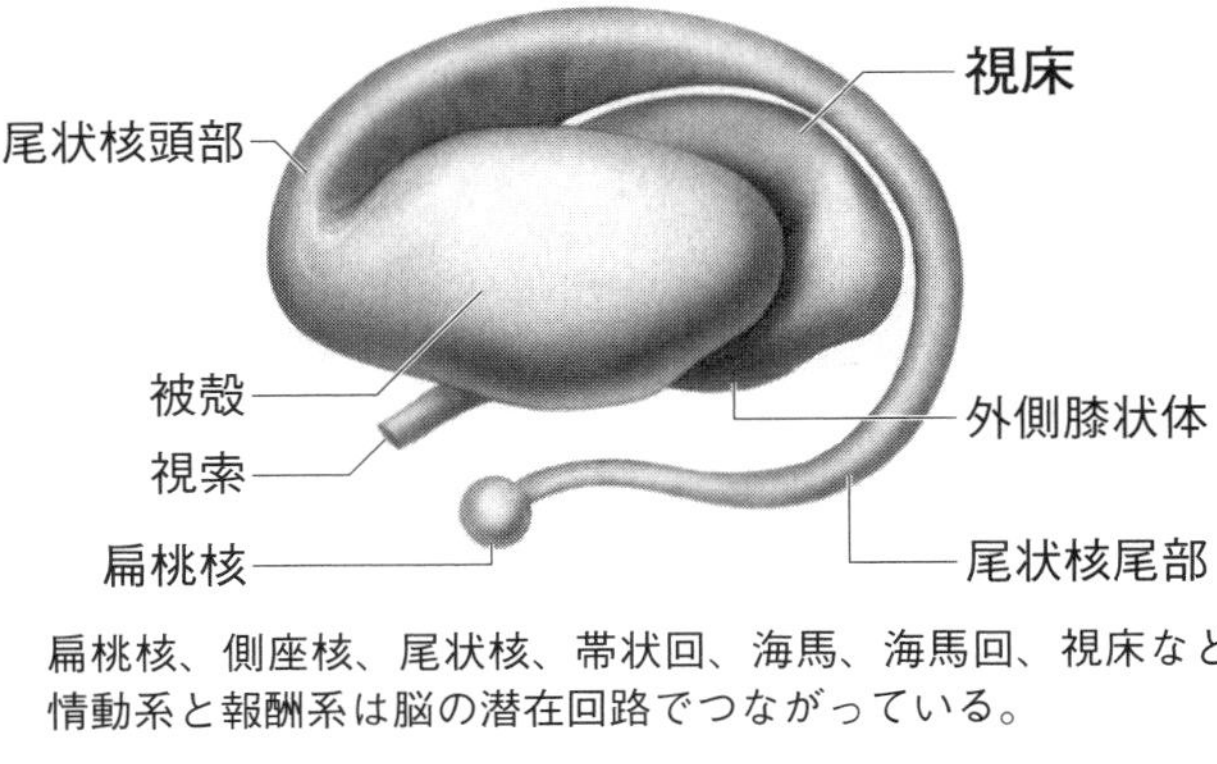

扁桃核、側座核、尾状核、帯状回、海馬、海馬回、視床など、情動系と報酬系は脳の潜在回路でつながっている。

でしょうか。よくあるのは動物行動学・神経科学の「Ｇｏ《ゴー》-Ｎｏ《ノー》Ｇｏ《ゴー》課題」というものです。例えばこれはサルに対して「ある信号が出たら反応しろ」（Ｇｏ）と仕向けるものです。別の信号が出ているときや信号が出ていないときは、その場でじっと待って動くのを我慢しなさい（ＮｏＧｏ）と命令する実験です。この「我慢する」というのが、自己コントロールに該当すると認知神経科学では考えます。この「自分の行動を抑える」とき、どんなメカニズムで脳の中のどこがどこを抑えているのか、それを調べる。これが実験の一つのプロトタイプ（基本型）になっています。そのときに認知分析的に計算・判断することと、ホメオスタシスにつながるような動機が絡み合って行動を決めているだろうと考えられています。

認知神経科学ではボトムアップの生理的欲求（刺激）に依存する、あるいはホメオスタシスのバランスの狂いに依存する生理的欲求、例えば「おなかが空いた」「のどが渇いた」「眠い」——こういうものと、「明日は試験だから眠くても我慢して宿題をやらなきゃ」というトップダウンの制御とがせめぎ合う。この場面で神経細胞の活動を知るために動物のいろいろな場所に電極を差したり、ｆＭＲＩ（機能的核磁気共鳴断層画像）、ＰＥＴ

（陽電子放射断層撮影）のようなものを人間に使ったりして、そのせめぎ合いを調べます。

「Ｇｏ－ＮｏＧｏ」の一つの例に、単純な検出課題があります。信号が見えたらボタンを押す。それが速ければ速いほど報酬がもらえる。このとき二つの条件がありまして、「止まる」（ストップ）が正解というパターンもつくっておくわけです。別の色のランプが出たら止まらなきゃいけない。最初の信号が見えたらボタンを押す課題において、速い反応時間を褒めて報酬をあげればあげるほど、ストップが正解のときでも思わずつんのめって飛び出しちゃう例が多数出てきます。当たり前ですよね。陸上競技で言えばスターターの「位置について、用意」の声に対して、この場合、ノーゴー・ゴー（ＮｏＧｏ－Ｇｏ）の順序ですが。フライングできないのと似たような状況を動物の実験でもつくっているわけです。

ともに「ストップが正解」を含む場合で、報酬があるブロックと、報酬なしのブロックとを比較しますと、（Ｇｏシグナルに対して）報酬があるブロックでむしろ反応時間が遅くなるんです。つまり抑え込むのはそれぐらい困難で、Ｇｏが正解のときですらためらってしまう。そのときに、ＩＦＣ（inferior frontal cortex）、これは下前頭皮質《かぜんとうひしつ》と訳していますが、前頭の下の方の部分がその抑制のためには重要だということが分かっています。またこうした行動の自己制御には、背側前帯状《はいそくぜんたいじょう》皮質（ｄＡＣＣ）、外側《がいそく》前頭前野（ＬＰＦＣ）といった領域の役割が重要であることも、研究から分かっています。為末さんからいただいたお題の中で、「心はコントロール可能か」というのは、よくよく考えると奇妙な話で、コントロールしている主体も、コントロールされている側もどちらも心のはずで、神経科学的に言えば、脳のある場所が脳の別の場所をコントロールしているという話になります。とはいえ、健常人なら統一された人格がある。いろいろ突き詰めて考えると、不思議な気がしてくる。しかし神経科学ではとりあえず、「視床をＩＦＣが抑制する。それによってのどが渇いているが今は我慢する」という現象が起こる。そう単純に捉えているわけです。一般人の常識に比べて、神経科学は人格の統一性をそれほど認めていない。見方によってはそうも言えるかもしれません。

食べても満ち足りない肥満グループ

自己制御について別の考え方を見てみましょう。脳の中には前帯状皮質《ぜんたいじょうひしつ》（ACC＝anterior cingulate cortex）といわれる場所があり、非常に厄介な存在です。さきの脳の解剖図（141ページ）でいうと、皮質の中では内側にあって、月状に弧のように曲がっている場所です（図の弧の前半部分）。認知と情動のすべてにかかわるような部位とも言われています。また、前頭前野と言われているものの中でも、外側の部分が抑制や自己コントロールに関係していると言われます。

もうちょっと具体的にこんな例もあります。肥満と診断された人々は、目の前に食べ物があると、つい食べたくて我慢できないことが多く見受けられます。肥満グループの行動を客観的に見て、「足りている」と思われる分量が胃袋に入っても、食べることを止められない。これが肥満の原因になっていると考えられている。その「止める」「止められない」という違いは何によるのか？　肥満ではない人だと「足りている」と感じれば止められるのに、肥満グループでは止まらない。まさに自己制御の問題です。そのときの脳内メカニズムはどうなっているのか、という関心は多くの人が持つものでしょう。怠惰に、衝動に走る自分をどうやって意志の力で制御するかという意味では一つのモデルになります。

先ほども登場したACCがくせ者で、情動と感情と認知がかかわるいろいろな場所で登場する、ある意味、脳内の主要登場人物なんですが、なかなか正体が分からない。人によって言うことが違う場所ですが、肥満グループでは食欲の我慢できなさが、ACCの活動と負の相関をする。どういうことかというと、ACCの活動が弱いと我慢できなくて食べちゃう。だから逆にACCの活動が抑制の働きをしているのではないかと言われているのです。

大ざっぱに言うとACCは意志に対する抑制機能を持つ。一つの脳の中で「何かが何かを抑え込んでいる」という状況にほぼ対応するものと考えられます。専門的な話なのでもうちょっとフォローしておくと、今お話ししたように、こらえきれない食欲が強いほど、肥満グループではACCの活動が下がっているわけで、たとえ肥満グループであっても、ACCの活動が強いときは、食欲を我慢できるということが起きています。けれども、視床下部の摂食中枢や内側前頭前野など食欲にかかわる部位は、逆にポジティブに反応しているので、それが強く活動してACCが抑えきれないときは食べ続けてしまう――単純化すればこういう話ですね。

薬物中毒患者の頭の中はどうなっているのか

ここまでは「どうやって自己制御がなされるか」という話でしたが、病的に欲求の制御ができないケースがいろいろ知られています。例えば薬物中毒がその例となります。

コカイン中毒ってあるでしょう。薬物中毒もアルコール中毒もギャンブル中毒もみんな対象は違うけどある意味同じで、我慢できない状態ですよね。この衝動を止められない状態についての脳内の研究というのは、医学的に大変重要です。コカイン中毒患者の金銭報酬に対する反応を健常者と比較してみます。そうすると、なかなか結果が複雑で一筋縄では行かないんですけれども、左眼窩前頭皮質（ＯＦＣ）といわれる場所とか、先ほどから出てきているのと近い場所で、内外側前頭皮質（ｍｌＰＦＣ）や、中脳（mesencephalon）といった場所が、複雑な報酬評価に対する抑制のパターンを示します。

最終的には「ここはそのままギャンブルを続ける」のか、「ここは抑えて我慢する」のかという判断をつかさどっているのですが、コカイン中毒患者ではこの神経反応が極端に単純化していて、各部位の活動が弱体化している、あるいは非敏感化している。非敏感化しているというのは、報酬の量、リスクの量に対して反応がそれに合わせて敏感に変化することがなくなっている。つまり、機能低下しているということが分かっています。これらの部位の機能低下が、コカイン中毒患者で自己抑制が利かなくなることの神経メカニズムであろうと言われています。実際には、動物実験でネズミをコカイン漬けにして、脳のこうした場所に電極を挿入して神経活動を見る。そんなふうにして自己コントロールとモチベーションの神経科学の研究が進んでいます。

跳ぶのをあきらめたノミ

次に、うつとか「新型うつ」、そして無気力の話をしたいと思います。これらを考えることによって、逆に「やる気の正体」が見えてくるというのは研究の戦略としてはいいと思います。なぜかというと、健常な状態というのは千差万別ですからなかなか特徴づけるのが難しいのです。けれども病的な状態を調べることによって何が決定的に欠けていたから因果的にどうなったかが分かれば、逆に因果的にやる気が起きるメカニズムが分かってくる。いい戦略で、しかも現代的な問題になっていると言えます。この本全体としても、ここまでは「夢中になっている」「ゾーンに入る」状態をどうやって実現するか、という点が大きな焦点でした。ここでは一度サイドステップして、その正反対の状態、いわゆる「落ち込んだ」心理が固定してしまった状態、それがいわゆる「うつ」ですが、そこにしばらく焦点を当てます。

皆さん、「跳ぶのをあきらめたノミ」という話があるのをご存じですか。透明なガラスの小さな容器にノミを入れておくと、ノミは跳ねます。でも、いくら跳ねても頭打ちになって跳んでいけないということをずっと続けていると、ノミが跳ばなくなるという話がありります。こんな論文が本当にあるのかと思って調べたんですが、そのとおりの論文は見つからなかった。だけどこれに類する論文はたくさんありました。

ノミのジャンプする反応は無条件反射ですが、一般に無条件反射行動も学習の効果によって消えることが分かっています。ですから、跳ぶのをあきらめたノミというものを――

私自身は実験したことがないけれども、文献から見ておそらく本当につくることができる。学習心理学の方では「学習性無力感」（LH＝learned helplessness）という言葉があります。それがまさにこれに当たるわけで、いくら勉強しても成績が上がらない子は、そういう失敗経験を繰り返していると本当に勉強する意欲自体が落ちてしまう。同じように、ベストのトレーニングをまさに死ぬ思いをしていくらやっても自己記録が上がっていかない選手は、無気力に陥ってしまう。これはある意味、心理学的にもよく特徴づけられている現象です。

よく訊かれるのは、もしあきらめた直後に誰かがガラス容器を取り去ったらどうなるか。二度とノミは跳ばないから、跳ぼうと思えば跳べるのに、跳ばないノミができたという俗説があるけれど、これは嘘ですね。非常に出現頻度は落ちるけど、やっぱり跳ぶので、稀に気を変えて跳んでみたら、「あれ？　跳べた！」ということがあって、そろそろとだけど跳ぶノミに戻っていくというのがたぶん本当です。これに近いことはヒトでも起こるかもしれない。

神経活動の変容と軽度のうつ

皆さんご承知のとおり、うつ病の症状というのは、悲しい気分になる、気分にむらがある、ネガティブに考える……といろいろあって、自殺したくなるというのはよく聞くと思いますけど、意外なところでは、自尊心が低くなる、睡眠や食欲のバランスが崩れる、セックスへの関心が低下する、匂いや臭さに対するネガティブな感情、物忘れしやすい……といった症状も多いでしょう。そのときに気をつけなければいけないのは、うつには大きく二種類あって、精神医学的にはうつ病、「大うつ病」と言われている本格的な遺伝子ないしは神経活動の本当の病的な変容による、戻しにくいうつと、軽度のうつとに分けて考える必要があることです。古典的にはうつ病というのは大脳辺縁系の障害だと言われています。双極性障害というのは躁《そう》うつのことです。これとうつは区別して考えます。

うつ病は、日本では伝統的には出現頻度が低かったのですが、最近増えてきていると言われます。遺伝要因やストレス過多など、いろいろな「ストレッサー」(=ストレスの原因)

が考えられます。物理的、生物的、生理的、精神的、いろいろなストレスで神経細胞が実際に損傷して、神経信号の伝達が悪くなったり、神経伝達物質のセロトニンやノルアドレナリンが欠乏したりして、不均衡が起こって社会的な不適応を起こす。その結果、心の不調を起こして、やる気を喪失したり、自殺願望が高まったりすると考えられています（図）。

興味深い問題は、どの薬が効くかということです。うつ病は神経疾患、精神疾患の中ではむしろ薬がよく効く病気だと言われていますが、分野によって神経薬理、つまり神経伝達物質の欠乏で症状を説明する専門家と、栄養とか心理学的な要因で説明する専門家とがいて非常に複雑です。一例を挙げると、神経化学的にはモノアミン仮説（セロトニン仮説）、神経科学的には海馬損傷仮説、栄養学的には脂肪酸仮説（ω《オメガ》－3脂肪酸とω－6脂肪酸のアンバランス）、心理学的にはメランコリー親和型性格仮説などいろいろな要因での説明が考えられています。

最近では、抗うつ剤でSSRI（セロトニン系に選択的に作用。プロザックはこの一種）とかSNRIやNaSSA（セロトニン系、ノルアドレナリン系に作用）といったような副作

うつ病 ＝ 大脳深部辺縁系(limbic system)とは別の障害？

躁うつ病（双極性障害;海外では1～1.5%、日本では0.2%）
遺伝＋ストレス（1卵性双生児で発症の有無は70%一致）

遺伝要因（?） ストレス過多（慢性）	ストレッサー:物理的、生物的、 生理的、精神的
⇩	
神経細胞の損傷	神経信号の不良、途切れ
⇩	
脳神経細胞間の情報伝達不調 神経伝達物質の不均衡	セロトニン、 ノルアドレナリンの欠乏
⇩	
心の不調（自殺願望） 社会的不適応	やる気喪失、自殺願望、 家庭・学校・職場での問題

Q：うつ病は、薬で治るか？
A：精神疾患の中では、むしろ薬がよく効く病気。
とは言っても……

* モノアミン仮説（セロトニン仮説）←神経化学
* 海馬損傷仮説 ←神経科学
* 脂肪酸仮説（ω-3脂肪酸とω-6脂肪酸のアンバランス）←栄養学
* メランコリー親和型性格仮説 ←心理学

薬物療法	←→	心理療法（特に認知療法）
脳内で不足している 神経伝達物質を補う		悲観的な考えから抜け出す 会話する→自分で気づく

用の少ない抗うつ剤が出てきていて、「うつ病は薬で治る」と言われることもあります。

とは言っても、薬物療法はよくよく見ると問題点も多数あります。まず臨床的効果が弱い。もしかしたら、プラセボ（偽薬効果）の可能性だってあるかもしれない。そして心理療法などに比べて、再発率が高い。薬をやめるとその反動で自殺に至るケースもある。個人差も大きい。あとは、健康と病気の間の状態と言われる「未病」、いわゆる「新型うつ」には薬が効かないんですね。あるいは効き方に大きなばらつきがある。未病というのはまだ病気になってないけれど、具合が悪いから会社休みます、学校休みますというあれですね。これは薬がなかなか効かないのです。

脳内で不足している神経伝達物質を補うことでうつ状態を脱する、という薬物療法に対して、心理療法と呼ばれるものは、悲観的な考えから抜け出すというアプローチがとられています。とくに認知療法と言われるものは、会話することによって患者が自らそのループから出ていくことが期待されるものです。

経済的損失より深刻な「幸福感のダメージ」

うつ病は現代病だと言われる証拠に、やや古い話になりますが、2010年の菅直人内閣のとき、患者が1千万人以上いると言われました。うつ病予備軍（未病）が膨大にいるけれども、いろいろな方法で調べても、「この人がうつ病予備軍です」とはなかなか診断できないのです。このとき菅内閣が、自殺やうつ病による経済損失が2兆6800億円に上った（2009年）と具体的な数字を挙げて発表したのでみんなびっくりしたんですね。「社会的な原因を減らすことが『最小不幸社会』のひとつの実現ではないか」と。本当はお金だけの問題ではないわけですが。

現代人の3分の1はうつ傾向にあると言われますし、未病としての「新型うつ」を含めると、私の勝手な推計ですが、おそらく10兆円ぐらいの損失があるんじゃないでしょうか。でも一番の損失というのは、金銭で表現できないところに表れると思うのです。本当の損失はお金じゃ測れないわけですよ。つまり、為末さんのお話に出てきた「幸福感のダメージ」というのは、もっと大きな問題です。

特効薬はないですけれども、一つだけ言えるのは、ポジティブのループがとても大事ではないかということです。つまり、「好きになる」ためのメカニズムが大事なのではないかということです。普通の生活をしていて何かの弾みで非常にポジティブな経験をすると、より一層探索的な気分になることがありますね。活動性も上がるし、今まで試してないことも試そうという気分になる。そのことが刺激になったり報酬になったりして、ますます探索の気分が高まる。すると報酬・刺激と探索でぐるぐる回るポジティブなループに入っていきます。ところが、何かの拍子でそれがうまく回らなくなるような経験をすると、引きこもり状態になっていきます（図）。そうするとどんどんマイナス思考になって、前章の為末さんの話でいうと、朝、布団から起きるとき、布団をはがすのもしんどいという状態になる。そうやってますますマイナスのループに入ってしまうのです。

だから、病的な大うつは別として、無気力症とか「新型うつ」のようなものに関しては、病気と健康の違いを「状態の違い」として捉えるよりは、「プラスのループで回っている

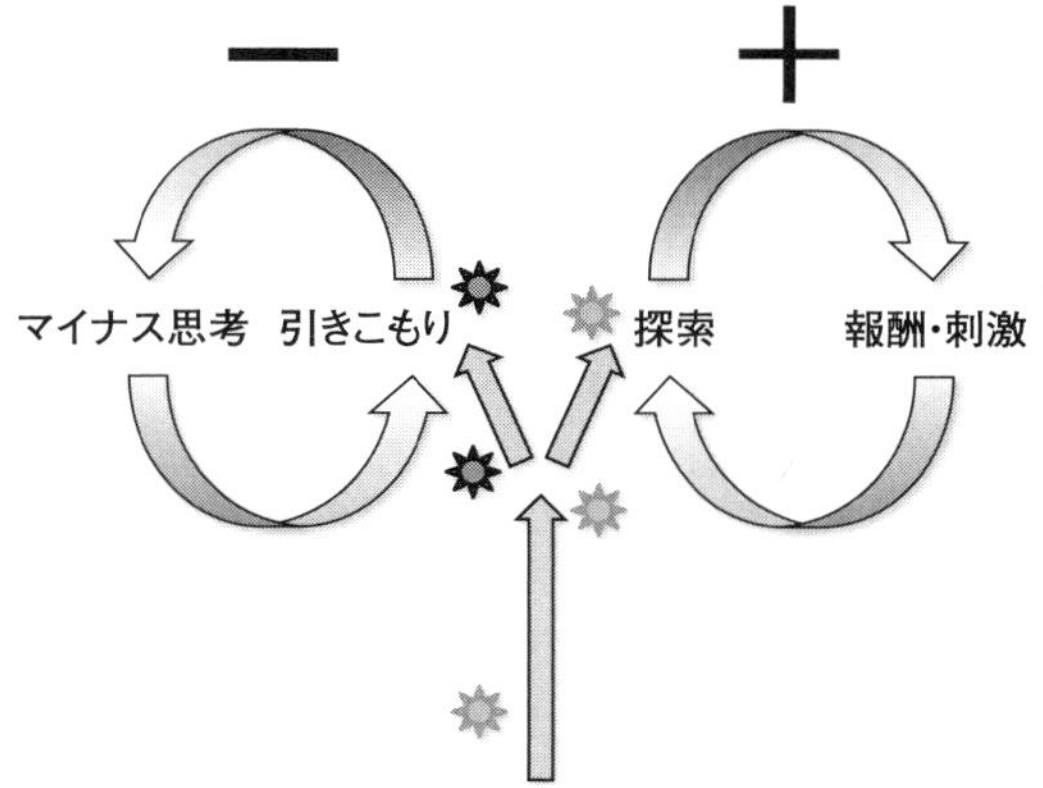

＊病気／健康の違いは、状態の違いではない。
＋、－どちらのループで回っているか、というダイナミックな違い。

＊このループは、体と環境（社会）を含むもの。

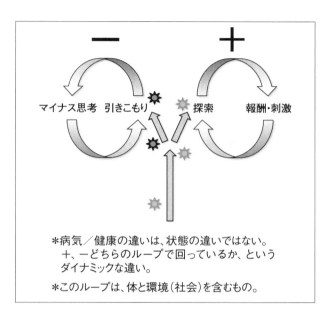

か、マイナスのループで回っているか」という「動態（動き）の違い」として捉える方がいいと思います。そのときに、このループの中には体と環境と社会と、社会から受ける刺激というものが全部入っていると私は考えています。人間関係や社会関係の中で不適応を起こしたからうつになる。抗うつ剤を飲むことがかえって精神のバランスを崩すという、いわゆる薬害説もあります。私はこのどちらも正解だと思います。つまり、全体的に物事を捉えなきゃいけない。大事なことは、心を状態としてではなく、ダイナミックな動き、ループとして捉えることだと思います。

好きになるとはどういうことか

私自身の研究として、「好きになるとはどういうことか」ということをかねがね調べています。具体的には、人の顔とかゲームとか音楽とか、品物を選んで買うといったときの、あらゆるものの「好き・嫌い」をどうやって人が選んでいるか、そのときに脳は何をしているのか、ということなんです。専門用語で「選好」の意思決定といいます。一見すると、自由で主観的でアクティブ（能動的）な行為に思えるでしょう。しかし、結論を言ってしまえば、脳の働きを含めて考えると潜在過程が先立つと考えられています。そして、脳だけで決めているわけではなくて、体を通した世界との相互作用が決め手になる。なぜそんなことが言えるのでしょうか?

「二つの顔があります。どっちが魅力的ですか?」という実験をします。このとき実験者は、その顔を見ている人の視線、つまり眼球の動きのデータを取ります。すると、本人が「こっちが好きだ」と判断するよりも前に、視線が先にそっちに寄っていくという現象を見つけました。のみならず、視線の動きをある方法で操作してやると、好きという方向にバイアスをかけることすらできます。100%ではありませんけどね。

161ページの図を見てください。実験中はほとんど無意識に二つの顔を比較している。実際には心の中で見比べたり、目を動かしたりしているわけで、この図には、その実際の眼球運動計測データから、視線の軌跡を顔の上にプロットしてあります。視覚対象(この場合なら顔)からいろいろ感覚サンプリングをして、最終的にどちらが好きだと判断する。この実験で見出した効果を「視線のカスケード実験」(視線と選好判断)と私たちは呼んでいます。このデータが示しているのは、被験者は目を動かして左を見たり右を見たりして見比べるんですが、続けているうちに、だんだんどちらか片方に寄ってきます。例えば右側の顔にだんだん視線が偏っていって、あるレベルを超えると急にボタンを押して、「分かりました！　私はこっちが好きです」というふうに、心の自覚レベルで意識できるようになる。ですから無意識のレベルで体が動いていて、心（意識）が決める（自覚する）前に、体（目、手）が先に決め、心がそれを報告する。そういうプロセスが働いていることが、実験から分かりました。

「好きになる」ループというのは、記憶にもとづいて探索し、サンプリングする。実際に行動としても選んでさらにサンプリングする。あるいは、実生活ならいろいろ試す。結果がよければ（悪ければ）記憶に蓄えて後に活かす。このポジティブ・フィードバック・ループが回っていればますます好きになるし、逆であればますます「無気力になる」マイナスのループがあるということです。ある行動が良い（悪い）結果をもたらすと、脳内のこのシステムが反応し、記憶するようになると考えられています。

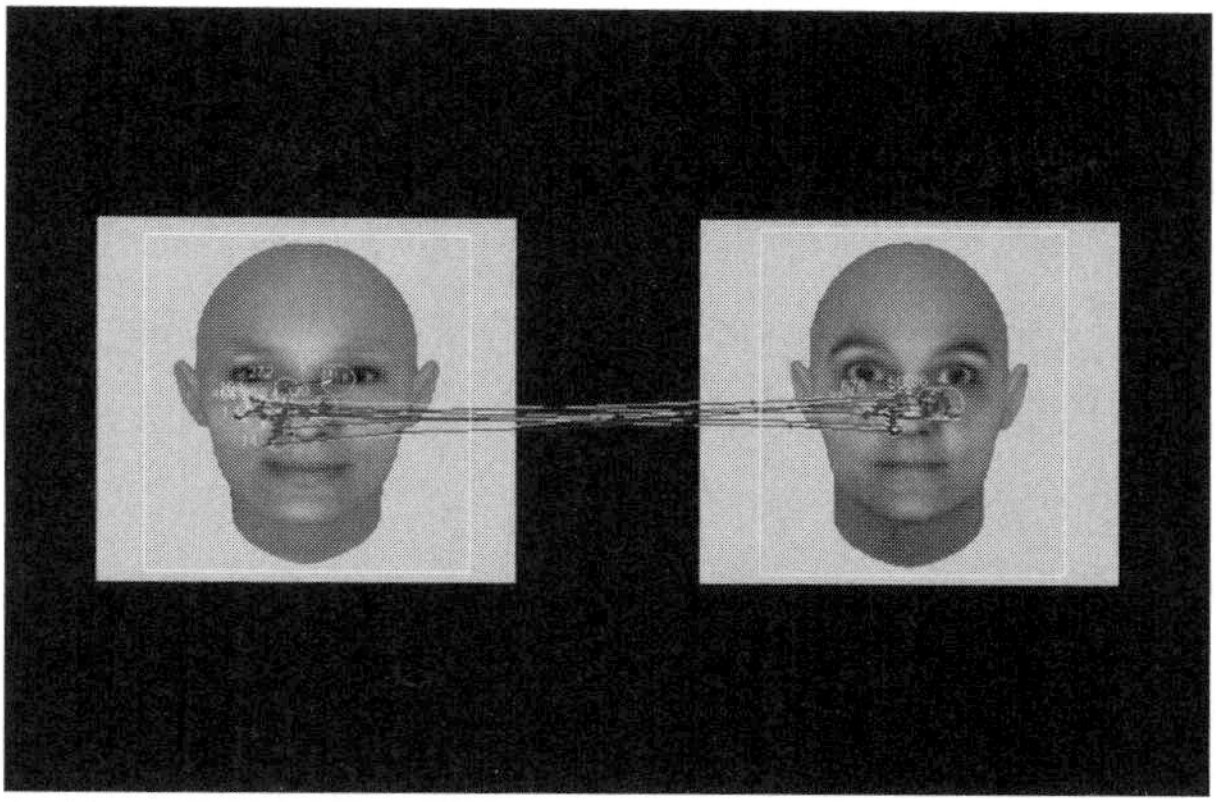

視線と選好判断（視線のカスケード実験）

＊主観的な選好判断に先立って、視線のバイアスが生じる。
＊視線のバイアスは自覚的には意識されていない。
＊視線のバイアスを操作することで、選好判断を操作できる。
（FaceGen Modeller/EyeLink Ⅱ:Raw data）

記憶の中の報酬マップ

人間は必ず探索する動物です。陸上のトレーニングをするにしても、今までやっていなかった準備運動を始めたりいろいろなことをします。あれこれ探索して、こちらの方がいいぞということが分かるとそれを選ぶ。選んだ結果、良い記録が出たという良い結果だったり、足を痛めちゃったという悪い結果だったりすると、それがフィードバックされて記憶の中の「報酬マップ」と呼ばれるものを書き換えます。この書き換えた報酬マップが次の探索の方向を決めることになります。だから、ポジティブ・フィードバック・ループがぐるぐる回っているプラスのときには非常に幸せになるけれど、どこかでマイナス・フィードバック・ループに入ってしまうと、止まってしまって流れが阻害されてしまう、もがけばもがくほど悪くなる。こういうふうに考えるのが科学的にも正しいだろうと思います。これは為末さんと前の章で話したフローの話とか、無邪気な遊びの中にこそ力があるんじゃないかという話や、ホイジンガが言っていることとも関係があると思います。

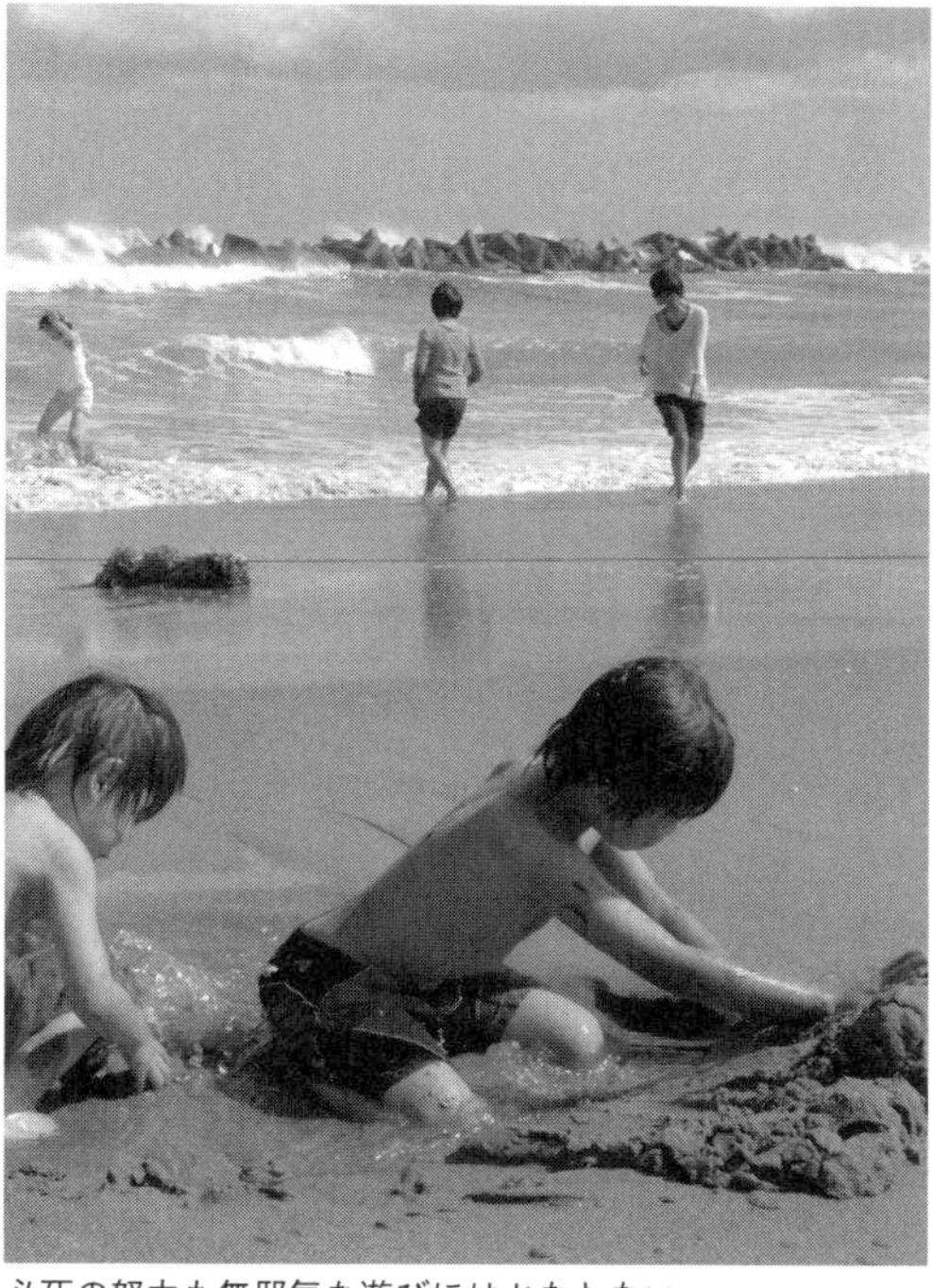

必死の努力も無邪気な遊びにはかなわない

学ぶことに努力はいらない?!

世の中には「好きこそ物の上手なれ」ということわざがあります。勉強にしても、知識や公式を棒暗記するよりも、理解して、考えることが好きになる方が長い目で見ればいい。受け身の学習よりは能動的な探索をする方がいいとたいていの学校の先生は言います。ただなぜその方がいいのかについては、明快な説明がなかなかない。それを説明するものとして、今述べたような、体と脳と環境のポジティブなループの中で「好き」というものが紡ぎ出される。そのポジティブなループこそが「好き」というものの本質だと考えれば、おそらく腹の底から納得できるのではないかと思います（図）。

本来、学ぶということには努力を要しない、そう言うと驚かれるかもしれないけれど、いろいろな証拠があるものです。例えば、粘菌ですら学べるという話があります。そもそも粘菌は神経系がないのです。神経系がなくても学べるとすると、本来は学ぶことに努力はいらないはずです。以下は飛躍するし、半分冗談ですけれども、ウッディ・アレンが

「好きになる」ループ

*記憶に基づいて探索し、選好判断する。実際に行動としても選んで試す。

*結果が良ければ(悪ければ)記憶に蓄えて、後に活かす。

*このポジティブ・フィードバック・ループが回っていれば、ますます好きになる。

*試すことそのものが好き。創造性(クリエイティビティ)が発揮される。

*「報酬系」:ある行動が良い(悪い)結果をもたらすと、脳内のこのシステムが反応し、記憶する。

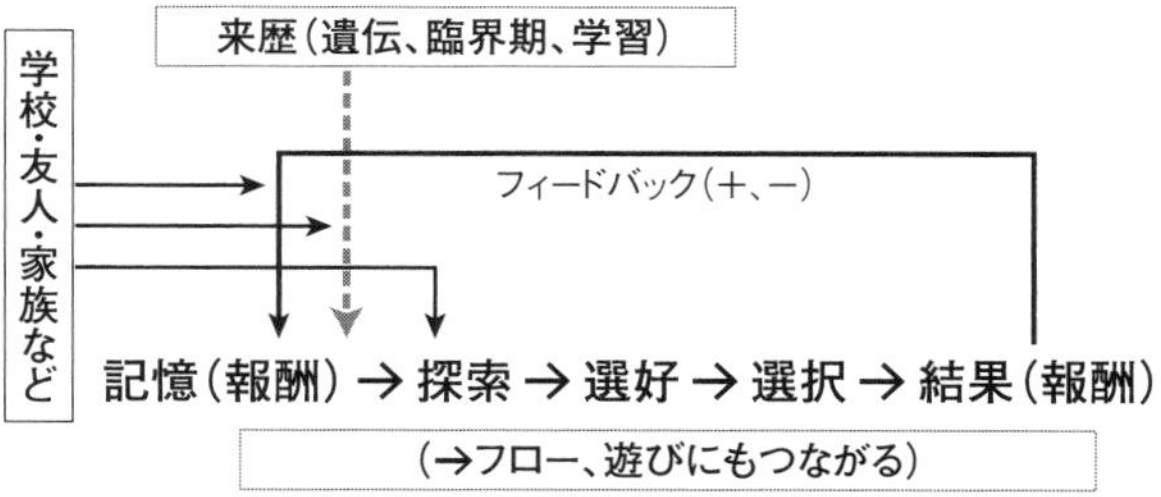

「人生の85%はただそこにいること」という名言を吐きました。これは「90%」と思っていたのを最近になって調べ直したら「85%」だったので余計に感心したんです。どうやって5%計算したのかまったく分からないけど、なぜか非常に本当っぽいと(笑)。つまり、そこにいること自体、もしポジティブなループが回っていれば、例えば遊んでいるだけでもそれが学びになっているということは十分に起こり得るわけですね。

小澤征爾さんがどこかのインタビューで、天才とは何かと問われて、ただひたすら好きであり続けること、と言われていまして、これにまったく私は納得するんです。好きこそ物の上手なれという言葉の意味は、「好きになる発生装置」のようなものが心と体の中にあって——脳の中じゃないんですよ——それが自発的に探索する。何か面白いものを見つける。その面白いことを見つけた! ということ自体がまた新たなモチベーションとなって次々と探索が続く。むしろ努力をしなくても、それをずっと考え続けられる、あるいは練習し続けられる。大好きだというのはそういう状態であって、無理やり努力することじゃないんですね。

人間は本当に好きなことだったら寝食を忘れて、その作業を続けられるわけですから、そういう状態をつくり出す努力、つまり「努力しない努力が才能である」と言えるし、努力しないで持続できる、それが実現したときに好きになるジェネレーターが最大限にフル回転する。そういうことが起きたときには誰でも、大なり小なり、創造的な仕事ができるんじゃないでしょうか。

「能力の限界」を規定しない

もう一つ大事なことを述べます。社会的な促進があると限界を超えられるということです。カリフォルニア工科大学の私の教え子（渡邊克巳・現早稲田大学教授ら）が行った研究では、本物の人間でなくても人間の体の動きを点の動きとして早送りして背景として見せておくだけで、その人の単純な刺激への反応時間の限界を超えられるという実験室のデータがあります。この研究は彼と私の会話の中で、「何でニューヨークと東京の人間は早口だし、速く歩くんだろうね」という話から始まっていて、田舎の人は東京やニューヨークの人よりもゆっくりしゃべって、ゆっくり歩いているんですけれども、人によっては大都市に移住してくると、１カ月も経たないうちに早口になっている。それはなぜだろうという雑談から出てきた実験です。

もう一つ、分かりやすい例を挙げます。運転をしていて眠くなりますよね。すると例えばラジオをつける。自分の好きな音楽がかかっている。あるいは野球中継をやっている。目が覚めて運転が安全になりますよね。これは認知心理学で説明できていないのですよ。いかにも単純なことなのに。認知科学も認知心理学も限界容量（limited capacity）という概念を使います。つまり、人間の処理能力には一定量がある。そこで実験室の実験で、二重課題といいまして、主な課題とは別のもう一つの課題を、同時にやらせる。課題の正確度は普通は下がります。反応時間が遅くなる。誤りもいっぱい出る。一つの課題に集中していればしっかりやれるけれども、邪魔や割り込みが入ってくると不正確になる。これは日常生活でもよくあることですよね。ところが、先の運転中に音楽をかけたり野球中継を聞いたりする事例は、違う。課題を一つ足したら、元の課題（運転）の成績が上がってしまったわけなので。つまりは「限界容量が一定」という仮定自体が誤りではないか、と。

もう一つ、私たちの研究室で、二人の人物が指を使った課題というか遊びをしたとき、

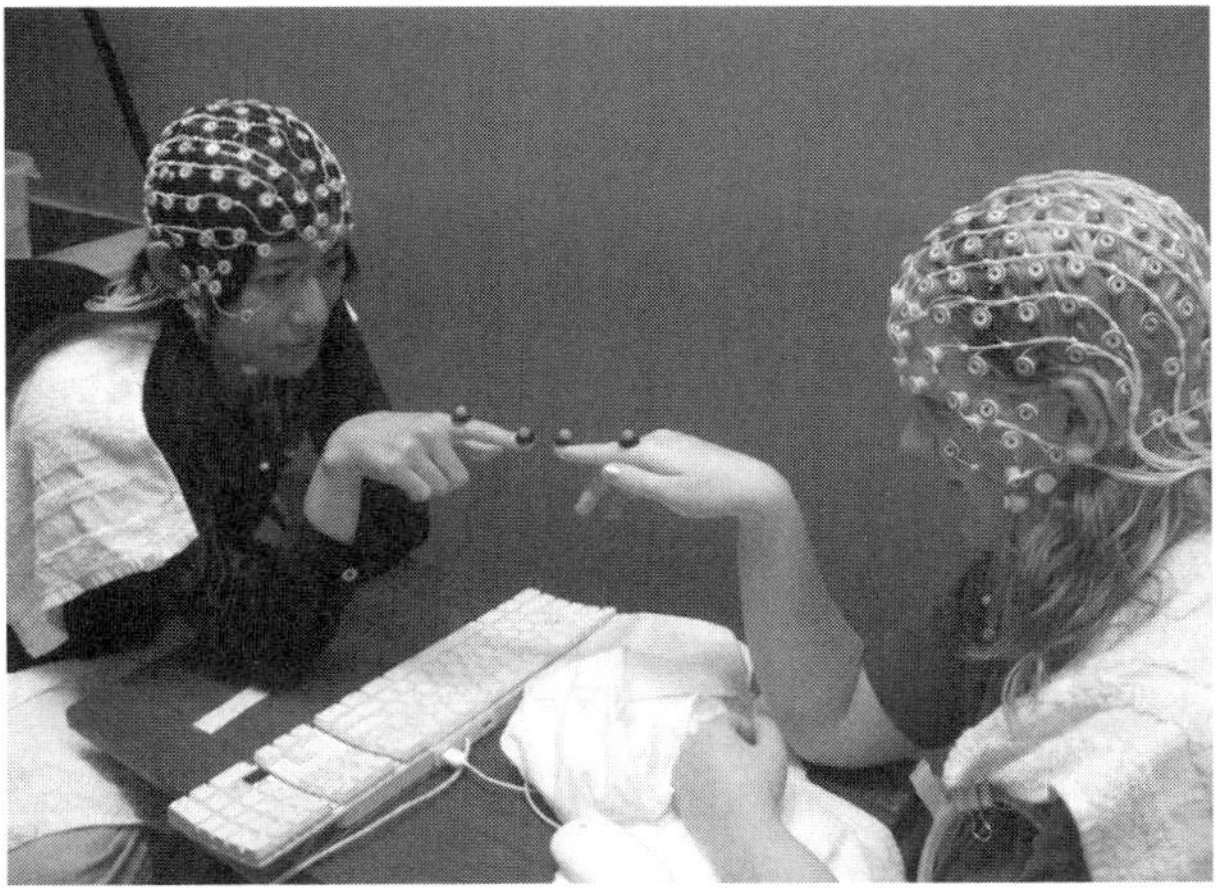

対人脳波（EEG）実験（Caltech Shimojo Lab.）
＊禁止されていても、指のかすかな動きが無意識に同期する。
＊協力すれば同期が高まる。このとき、二つの脳の活動も同期する。
（Yun, et al., *Sci.Rep.* '13）

脳波にどんな動きがあるかを測りました（ハイパー・スキャン＝高濃度脳波〈EEG〉同時計測実験＝写真）。二人から同時に脳波を取るのですが、まずプレ‐テストとして、人差し指と人差し指を正面から向き合わせ、お互いに相手の指になるべく影響されないように、自分の指を空中で静止させておくという課題を行います。このときすでに、指の微細な動きと、二つの脳の低周波（10ヘルツ以下）の脳波に、同期が認められます。その後互いに指の動作の協調を要する訓練をし、その後ポスト‐テストとして、プレと同じ計測を繰り返します。すると協調訓練を経た場合だけ、ポスト‐テストで指と脳波の同期の度合いが強まったのです。脳の中の特定の場所と、相手の脳の特定の場所の活動が波動として見ると同期してくるんですね。不思議なことに、協調的な訓練をしないと、同期は高まりません。それから片方が自閉症の人の場合には同期の度合いは増えないんですね。両方が自閉症だとすごく面白いことが起こりそうだということで、今、調べているところです。

このように、人間の能力の限界、体と脳の限界を一重と決めつけないで、他人が加わるだけでこの限界の底は二重、三重になっていくと私は考えています。つまり、限界量は一定ではないということです。例えば、中華料理の円卓の大テーブルだって一人だけでは食べ切れないような量を、大勢と一緒だと気がついたら食べていた、ということがありますね。食欲の底も二重、三重ということです。あるいは、火事場のバカ力という話が昔からありますね。体力的に衰えて歩けないはずの高齢者が、小さな孫を抱えてものすごい速さで走って逃げるというのも、実際にあり得ることだと思います。ですから、人間の能力、体と脳の限界を一重に決めつけない方がいいんじゃないか、というのが私の考えです。

自発性とは何か

そして最後に、深く突っ込んでいくと難しい問題になるのですが、「自発性とは何か」ということです。神経科学が進んでいくと、自由意志による選択、あるいは自分の意志によるコントロールですら、神経細胞のスパイク（活動電位）に還元できてしまう可能性があります。可能性どころか証拠もあるのです。実はこれは私個人がほぼライフワークとして今も論文を用意している話なので、本当はこれだけで一冊の本になるぐらいの話です。図をお見せします。ベンジャミン・リベットという有名な神経科学者がいまして、自発的な行為であっても、それに約1秒ほど先行して運動皮質の領域に電気活動の緩やかな上昇

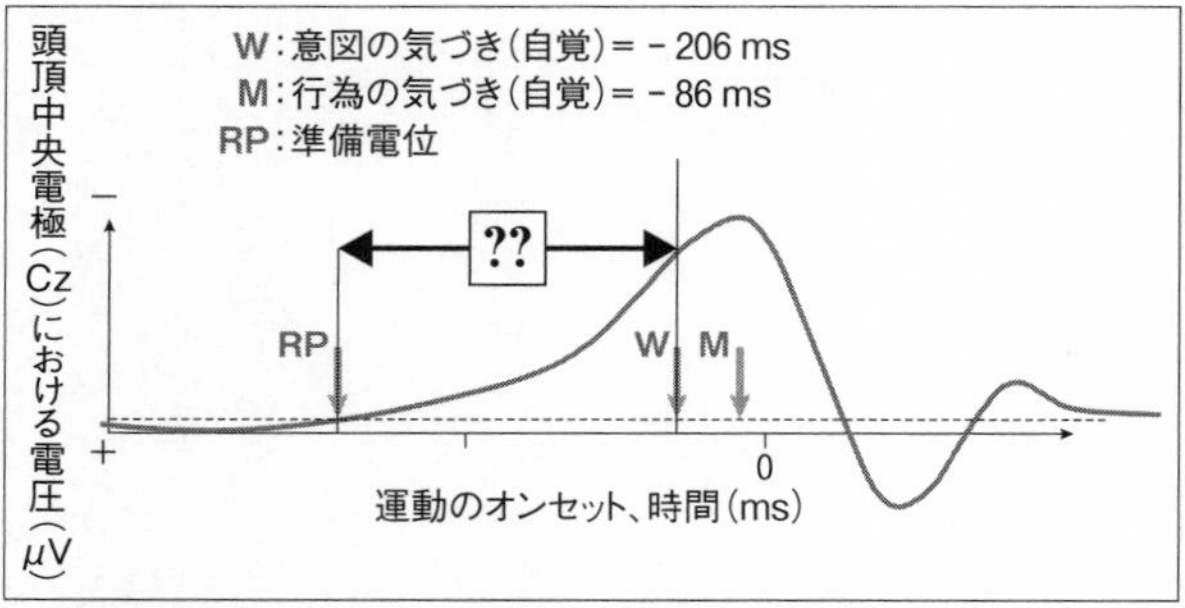

準備電位

＊運動皮質領域における電気活動の緩やかな上昇。
＊意図された行為に対して ≧1sec. 先行。（Kornhuber & Deecke, 1965）
＊自覚的意図（のオンセット）にも、先立つ！
先立つニューロンの発火で説明できるなら、「自由意志」も「蒸発」してしまう!?

（リベットらの研究データ〈1983〉）

が見られるという報告をしました。

このときに問題になるのは自覚的な意図のオンセット（立ち上げ）とこの神経活動のオンセットはどちらが先かということです（**上の図**）。このMと書いてあるのが筋肉の発動した時間です。Wというのは被験者の主観的な推定で、「今、自分は動かそうという意志を持った」というその意志のオンセットのタイミングを示しています。図を見て分かるように、それよりもはるかに先立って、数百ミリセコンドから1秒ぐらい前にレディネス・ポテンシャル（運動準備電位）は立ち上がっているから、この神経活動によって、自発的な意志による行為も機械的に起動されると解釈されているわけです。

これはリベットにとっては困るわけで、私が翻訳したリベットの本によると、自分自身が科学的に突きつけた自由意志に対するチャレンジから、どうやって自由意志を救い出すかということに彼は血道をあげているのですが、気の毒なことに、私見では失敗しています。ほとんど誰も支持していない。というのは、自発的意志を決めているもの自体も、それに先立つ神経活動ならば、それを抑えようとする抑制の意志も神経活動にもとづくと考えられるからです。

どこまでいっても全部、神経活動だから、先ほどの心の話に戻して言うと、自分の心をコントロールしようとしている、あるいは観察している自分がいるとき、その後方にいる自分も含めて脳の中の活動だ、ということになるわけです。どこまでいっても全部脳の中の話だから、全部神経のスパイクの話になってしまうかもしれないし、ならないかもしれない。これについては私の論文がすでに出ているので（２０１４年）読んでいただきたいと思いますが、一つだけヒントを言っておくと、神経科学は全部行為が起きる前の脳の活動を調べて、そこから決定論的に予測できると言ってきたわけですね。ところがわれわれの自由の感覚は、実は、行為が終わった後の自己評価から出てくることが多いと思います。そこを見ている人はあんまりいないのです。

われわれの神経科学の分野ではプレディクションというのは「予測」という意味ですけれども、神経学者はほぼ全員、先ほどのリベットの例のように、いろいろな神経現象に先立ち、またそれを因果的にもたらす「神経対応」を明らかにしようとしています。このプレディクションからもじってポストディクションというテクニカルタームがありまして、やり終わった後でそれを再構成する過程です。このときに「自由だ」とか「強制された」という感覚も、後づけで出てくる。私自身の研究テーマとしても、今このポストディクションに突っ込んでいます (Shimojo, S. Postdiction: its implications on visual awareness, hindsight, and sense of agency. *Frontiers in Psychology*, 196, 1-19, 2014. doi: 10.3389/fpsyg.2014.00196, 2014.)。自由意志の正体って意外とはっきりしないものですけど、脳がアクティブに後づけで構成して、これは自分の自由意志でやったことだと捉えかえす。

その証拠に、本当に自由意志だけで自由に行動しているときって、為末さんが言う「遊び」や「無邪気」の状態とも通じますけれども、「今のが自由意志だ」とは思っていないですよね。人に言われて初めて、「今日はコーヒーばっかりもう10杯飲んでいたから、次は紅茶にしたんです」と後で説明するわけです。このときに自由の感覚が出てくる。だから、どこを見るか、いつ判断するかによって自由が消えてしまうという考えもあるし、消えないという考えもある。ただし、自由意志の感覚といえども、脳の活動の結果であるという点には疑問の余地はないと私は考えています。これについても、あまり哲学的な話になってもしょうがないので、もうちょっとスポーツの現場にからむようなところで、最後の章で為末さんと話してみたいと思います。

第7章　意思決定のメカニズム

自発性と受け身をめぐる脳のはたらき

対談　為末　大×下條信輔

為末　前章で下條先生が紹介された「リベットの実験」に僕は興味があります。リベットの実験というのは、行為を意識するより前に、脳は意思決定をしているということを実証的に見つけたものですよね。つまり、「体が動く」「体が動いた」ということに対して、自分が意識するよりも先に脳の方がそう動くように意思決定した。そのとき、それをどう意味づけていくかという自由があって、後からとらえ直すことが自由意志だということでしょうか。

下條　それが自由意志を決定論的な神経科学から救い出す一つの有力な方向性だと思います。私も半分ぐらいは賛成している。ただもう少し整理しておくと、まず自由意志も含めて、筋肉の動きがすべて神経で制御されているとすると、自由意志でない条件反射のような体の動きも、自由意志による行為も含めて、（どのみち協調された神経活動だから）それはすべて神経活動の因果的な結果にすぎないという立場があり得る。残念ながら、「すべての心的現象と行動には、それに先立つ神経学的原因がある」という科学の作業仮説にのっとれば、自由意志といえども例外ではあり得ない。ほとんどの神経科学者がこの立場を取らざるを得ないと言えます。実際に神経哲学者でも「自由意志はイリュージョンです」とはっきり言っている人がいます。それについての本も出版されていて、非常に有力な説です。

ただ、私が言いたいのは、自由意志はイリュージョンかもしれないが、それは真正なイリュージョンであるということです。どういうことか。例えば、幾何学的イリュージョンというものがあるでしょう。矢羽根の先端を内向きの矢印にするか外向きにするかで矢の

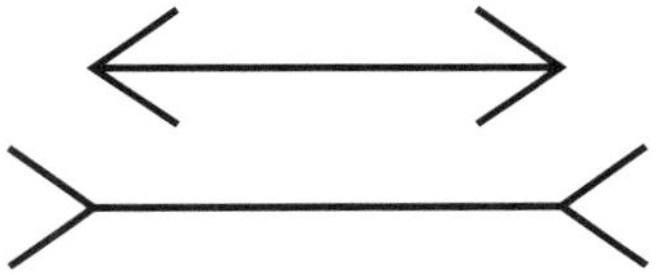

ミュラー・リヤー錯視

長さが違って見えるというあれがその一例です。考案者にちなんで「ミュラー・リヤー錯視」と呼ばれています（図）。脳の奥行き知覚という機能が、特殊な刺激でだまされただけという解釈が正しいと考えられていて、万人に共通の現象として、健常な脳で起きています。だから、まともな脳の働きを反映している自然な知覚ということになる。それを「イリュージョン」と呼ぶのであれば、自由意志はその意味でイリュージョンと言えるのではないか、と。

これと似た意味で、色覚というのは、脳の中の、色に反応する細胞が反応することで「色が見えている」のです。それを全部、神経科学的に記述して、神経節細胞のこの部分のスパイクがこう動いて、その次に外側膝状体の緑の細胞が反応して……と全部調べ上げて、100%色覚の神経メカニズムが決定論的に分かったとしても、われわれの見る信号の色はあくまでも、青、赤、黄であってそのクオリア（＝主観的に経験される感覚の絶対的な質）は消えない。いくら自由意志のメカニズムが分かったとしても、認知や知覚の内容としての自由の感覚は消えない。それは色の感覚が消えないのと同じ理由です。

勝因は本人にも分からない

下條　ただ、心理学も神経科学も、実験室での研究には致命的なところがあります。どういうことかというと、実験の「前」と「後」を切り取ってしまうことです。「試行（トライアル）」といって、例えばまず準備信号の後に何かターゲット刺激が出されて、それに反応して正解か不正解かを判定します。これで1試行が終わり。そこで切り取って、100試行とか200試行とかを集め、重ね合わせて平均して心理過程や神経メカニズムを立証する。これが科学者のやっていることです。でも本当は、そこで終わりじゃないんですよ。前の反応が頭に残っていて、それが次の行動を導いている。これがポストディクション（後づけ再構成）の部分ですね。ですから、実験の前と後とでつながっている部分を切り取って、プレディクションの部分しか見ていないと、ポストディクションの部分、つまり、無意識にせよ「今の自分の行動をどう評価するか」、あるいは「どう理解するか」そしてそれを「どう今後に活かすか」という部分が、すっぽり抜け落ちてしまうとも言えます。

「今の自分の反応をどう解釈するか」ということに目を向けると、「それは自由意志だ」という評価をしたり、「自由意志ではなかった」という評価をしたり、いずれにしても、反応の直後に、自分が判断し直しているということですね。為末さんの言葉にウソはないなと思って、私はいつも感心して聞くんだけれども、すべて「後から自分でこう解釈した」という後づけで分析していますよね。非常に真実味のある話です。でも一方で、もしかすると原因を誤ったところに帰属させて考える「誤帰属」の可能性というのは常にあると思うんですね。だからこそ、例えば競技者同士がトレーニング法について話していて、「あれは効果がある」と一致する場面もあるけど、「大した効果はない」と一致しない場面が出てきたりすることもあると思う。ポイントは、事後に自分でどう評価するか、というところで差が出てくることだと思うんですよね。そのあたり、どう思われますか？

為末　レースで勝つと、「優勝、おめでとうございます。勝因は何ですか？」と聞かれるんですね。当然、何か答えなければいけないから、「3カ月前からの練習の成果だと思います」と言うんですね。でも、競技の結果に与える影響は複雑ですから本当にそうなのかは分からないですよね。ただ、それでもやっぱりいい結果が出たんだから、何か効果のあることを自分はしていたんだろうと考えるんですね。そして僕たち選手は本当にそれを信じている。
先生のおっしゃる誤帰属ということなんだと思いますが、このことが引き起こす問題を言うと、選手の体は厳密に言えば昨日と今日でも条件が変わっているんですね。成長しているときも、老いるときも、また体調の変化によっても違います。ということを考えると、あのときの勝利パターンとこのときの勝利パターンは厳密に言うと違うわけです。われわれの世界でよく「出てしまった記録」という言い方をしますが、それは人生のある部分で予想外の大記録を出してしまった選手が、強い成功体験の影響であのやり方が有効だという確信が生まれてその後、変化できなくなり伸び悩むということがあります。

下條　少し小難しい言葉を使ってしまうと、「状況依存的」ということがあると思います。ちょっと1回勝つとその勝利の経験が自身の脳内の履歴に書き込まれてしまうわけですね。ちょっと飛躍した連想ですが、第2次世界大戦時の日本軍も、日清・日露戦争以来の勝利の経験が戦略的な思い込みや固執を生み、かえって災いしたという分析があります（例えば大艦巨砲主義とか）。スポーツに戻りますが、もともと持っていたアイデアが良いものだったとしても、1回の成功体験の記憶が刻み込まれた状態では、そのアイデアが逆効果になる場合も多い。私はプロのアスリートではないので推測にすぎませんが、スポーツのフォームというのはたいていの場合、バランスが重要だろうと思います。このとき、どこか1カ所だけに意識が集中すると、ほかの部分がおろそかになったりする。ですから、本来は状況依存的で一回性なのに成功体験にこだわることは、かえってマイナスになる率が高いと思うんですね。

スポーツ選手を対象に行った、われわれ自身の研究があります。今のポストディクション（後づけ再構成）の話です。高校と大学のバレーボールとバスケットボールと剣道の選手を対象にし、競技大会の朝、生理指標を取ったり、体調や、コーチとの関係などの項目を評価したりしてもらいます。そのとき、一番キーになる質問は「あなたは今日活躍できそうか（勝てそうか）」という問いなのですが、ほかにも体調はどうですかとか、チームワークはどうですか、とかいう質問をいろいろ混ぜておくんです。試合が終わった後、当然もう結果が出ていますね。大活躍できたとか、大失敗したとか、勝敗とかですね。そのとき、もう1回、「今朝、あなたは今日の大会についてどう思っていましたか」という質問を混ぜておくんです。「今朝、あなたは今日の試合で活躍できると思っていましたか」と同じ質問のリフレーズしたものを入れておきます。つまり朝に聞いた質問はプレディクションの質問になります。大会後、同じ日の夜なのですが、そっちは「朝の時点でのプレディクション」についてのポストディクションの質問です。その結果、驚くようなデータが取れたのです。

為末　試合前にあなたはどう思っていたかを質問した、ということですね。

下條　そうです。まず24時間以内に行った質問にもかかわらず、予測の記憶が違っている人が40％いました。つまり無意識に記憶を書き換えていたことになります。しかも、それがほとんどの場合、勝った人は「朝から活躍できると思っていた」と答えた。一方、負けた人は「どうも具合が悪いと朝から思っていた」と書き換えるんです。この研究を一緒に行った門田浩二さんというＮＴＴの神経科学者はご自身でもかつてバレーボールをやっていて、「試合後の反省会とかよくやるけど、あれは何だったんですかね」と真顔で聞かれて（笑）。試合後の反省会とか敗因分析とかコーチとのやりとりというのは、実は、ポストディクション、つまり後づけで再構成している部分が相当あるような気がします。

地震学の研究でも、地震を予知する超常現象としてナマズが騒ぐとか、夕焼けが異様に赤いといったことを実証しようと、中国や日本で数百億円単位の予算で大規模調査が行われました。が、結局空振りに終わりました。なぜかというと、常に地震が起きてから聞き取り調査をしているからです。本当にその件を明確にしたかったら、地震が起きる前に、「今朝、超常現象を見ましたか？」「今日、異常なことが起きると予想しますか？」と毎朝聞き取りをして、本当に大地震が起きた朝に何か特別なことがあるかを、統計学的に検証しなければいけない。けれど、そんなことは誰もしていないし、予算的にも続かない。だから、われわれの生活のほとんどの部分は「後づけで、誤帰属の嵐だ」と私はいつも言っているんです。誤帰属というのは先ほども述べたように、原因を誤ったところに帰属させる、つまり、ある結果が起きた要因をそれとは別の理由のせいにするということですね。

ボルト級の選手があと10人いれば

下條　だからといって、何の努力もしなくていいのかというと、そうとも思えない。私が為末さんと一番話してみたい話がまさにそれで、自分で「これをするとうまくいく」と思い込んで、でもやってみたらうまくいかなかったという場合、どうするんですか？

為末　科学というのは、ある種、「n数がいる」と言いますよね。例えば、ウサイン・ボルトがなぜ速いかというのは、ウサイン・ボルト級の選手があと10人ぐらいそろって初めて10人分の中で共通した何かが見えてくる。もし、そういう手法で解析するなら、ある程度選手の層が厚くなるのを待つことになりますから、その間に、今先端にいるすごい選手はもっと先に行っている、ということになりますね。では、先端の選手はいったい何をもとに学習したり改善したりしているのか？　下條先生がおっしゃるように、勝った後や、トレーニングの後の感触をもとに方向性を決めて学習しているのだと思います。当然そこには誤帰属も一定含まれるでしょうけど。

下條　今、為末さんが言われた「n数がいる」というのは、例えばある均質な条件のもとで10人以上いないと統計学的に意味をなさない。だから、1例あったことをもって「単なる偶然でない」とは言えない、という意味です。だから最低でも10例集めないと意味をなさないし、困ったことにその10例は全部条件が違うわけですね。ある人は右脚が短いし、ある人は左腕が弱かったりする。だから、ほとんど結論がない場所でわれわれは意味づけせざるを得ずに、右往左往していると。

為末　ただ、今日走った感触は良かった、いつもと何が違うんだろうと分析することはよくあります。根拠としては自分の感触以外何もないんですが、その感触からくる直感を追いかけていくと本当に良くなることがある。トップに近い世界に入ると過去に誰もやっていないことをやるわけですから、ある意味では自分の直感以外に頼るものがなくなる感じなんですね。

下條先生の問いに答えると、選手が頼れる根拠は意外と貧弱で、もちろんスポーツ科学は進んでいますから、科学的に分かっていることを追いかけるとある程度までは競技力は上がるんですが、トップを目指そうと思うと自分の身体からくるサインを拾って直感で決めていくしかないところもあるんです。しかもその感覚は、不思議なことに子どもでも持っていたりするのではないかと思います。例えばハードルを跳んでいると、自分なりに意識的にか無意識的にか子どもたちは工夫し始めてある程度までうまくなるんですね。人間は間違えて学習するところもあるけれど、頼りになる直感もあるのではないかという気がするんですね。

今、この瞬間に踏み出すこの一歩がいつもより心地良い、だから走る——そういう実感は本当にあるのではないでしょうか？　快感というか心地良さという指標は数値には置き換えられないから、それは美意識なのかなとも思います。「スタートをこんなふうに切ってみたら、なんだかいい感触だった」。その感触を大切にして競技を10年、20年続けていくと、どうもその感じが当たっていた。しかもその感覚は、不思議なことに子どもでも持っていたりするものかもしれない。ハードルとそれを跳び越える自分との関係しかその子どもには見えなくて、風景としては、ハードルを自分の体がすっとすり抜けて、ちょっと上下動が少ないな、とか体のちょっとした感触ぐらいしか感じていないと思うんです。それでもそういう子どもは、良いハードルと悪いハードルを感覚的に分かっていて、それが結構当たっている部分がある。人間の感性というのはそんなふうに頼りになるのかなという気がするんですね。

下條　この対話で、認知心理学も神経科学も「為末」というテストに半分落第していると私はずっと思っているのですけど、まさにその理由の一つを今、指摘されました。「実感」とか「勘」「感性」というものは実は正しいのではないか、ということです。それについて私は、ハードなサイエンティストとしては認めにくいんだけど、そのとおりだと思わざるを得ないところがあります。その一つの理由は、トップのランナーと実験室の被験者とでは、切実さが違うということです。為末さんもどこかで書かれていたけど、優れた人というのは無意識と意識の使い分けがうまいのではないかと思うんですね。ここは勘に頼るけど、あそこは分析的にやるとか、そもそもその判断自体が勘、あるいは経験知だったりするわけですよね。体で知ったものが何か直感的に働く。

もう一つは、少し言葉が難しくなるけど、間《かん》主観性ということです。例えば、子どもがボールを蹴ったとき、何だかよく分からないけどその子としては感触が良かった。それを見ていたコーチには、うまく蹴られた理由が分かっている。その主観（子ども）と客観（コーチ）の間に間主観性という共有できる何かがあって、お互いにそれぞれがうなずき合ったときには、そこに何かリアルなものが芽生えるような気がする。あながち、ないとは言い切れないものがあると私には思えます。

100メートル、9秒台が難なく出る環境

為末　皆さんご存じのとおり、陸上というのはかなりプリミティブな競技です。サッカーや野球に比べると、リレーなどを除けば、チームとしての戦略もないですね。身体そのものがものをいう。だからこそ、人間の限界とは何かを考えるときに陸上ほど適している競技もないのではないかと思います。『パーフェクトマイル――1マイル4分の壁に挑んだアスリート』(ニール・バスコム著、松本剛史訳、2004年)という本があるのですが、そこに興味深い記述があるんですね。出版社の紹介によるとこんな内容です。

「1950年代、世界中が戦後の復興に必死だった時代。1マイル＝1609メートルを4分以内で走るという、未踏の記録に立ち向かった若きアスリートたちがいた。英国の医学生ロジャー・バニスター、親の虐待から逃れてきた米国のウェス・サンティー、豪州の静かなる闘士ジョン・ランディ。何十年にもわたって、挑戦者たちがその限界の前に破れ、医師は『無謀な挑戦は命を落とす』と警告し、エヴェレスト登頂や南極点到達よりも難攻不落といわれた〈4分の壁〉。1952年のヘルシンキ五輪での敗北をきっかけに、若き

アスリート3人が、ときを同じくして挑戦をはじめた。人間の能力に限界はない。そこに1％でも可能性があるかぎり、壁は打ち破れると信じて……。」

当時のヨーロッパでは1600メートルが主流でした。その中でも1600メートルで4分は切れるのかというのが興味の的でした。この記録を破ると人間の限界を超えて死に至ると真面目に言っている人もいたぐらいです。そこに3人のアスリートが挑みます。アメリカ人とオーストラリア人とイギリス人が、何年間かそれに挑戦しては破れていたのですが、ついにイギリス人のバニスターという選手が4分を切った。

下條　それは3人で走り継ぐのではなく、1人で走り切るわけですか。

為末　そうです。1人で1マイル走るんです。さあ、人間の限界と言われた記録がついに破られたと大騒ぎになったのですが、数十日後に実は別の選手が4分を切ってしまうんですね。そしてどんどん記録を破る選手が現れて、もう4分は壁でもなんでもなくなってしまった。「心にかかった暗示が取りさられたとき、人間は限界を超える」というのが、この本の主題だと思うのですが、まさにそんなことが起きたんですね。

下條　それは心理的な壁があったということですか？

為末　はい。僕は結局、何を当たり前とするか、何を常識とするかが、人間の限界に大きく影響しているのではないかと考えています。なぜこんなことを考えたかというと、僕がジャマイカに行って、100メートルを9秒台で走れる選手が大勢いるのを見たからなんです。ジャマイカ選手の練習を見ていたら、秘密の特訓なんてしてないんですよ。彼らは芝生で練習していて、陸上競技場はオールウェザー状の最先端のものでもなんでもない。特別に練習環境が良いわけでもない国から9秒台の選手が難なく出てくるなんて、普通に考えたらあり得ないと思うんです。MRIなどで筋肉の太さなどを調べても、アメリカの黒人選手と大きな違いはなかった。じゃ、何が他国と違うのかと言えば、「トップ選手に憧れて走り出す子が多い」「9秒台で走る選手がたくさんいる」ということだけでした。彼らが普通に暮らしているのに素晴らしいパフォーマンスが出続ける。「これは特別だ」とは思えない条件こそ、実は一番強いんじゃないかなというのが僕の結論だったんです。日本でも実際に10秒00で伊東浩司《こうじ》さんが走ってから桐生祥秀《よしひで》選手が9秒台で走るまで20年かかっています。でも、この9秒で走った2年後にはさらに2人が10秒を切って3人が9

秒台で走った。

下條　それは私が述べた限界が一重底じゃないという話につながるかな。

為末　もう少し広範囲にとらえると、これは協調作業をしているときにシンクロするのと似ていて、9秒台で走っている人間を目の前で見ていることで、動きの全体感を視覚でとらえて、自分の中の常識というか、平均値みたいなものが書き換えられていくのではないかという気がします。

下條　そういえば、為末さんのご著書『諦める力』（2013年）にはいくつか印象的なところがあったのですけど、自分を高める一番手っ取り早い方法は、周りが「そのレベルで当たり前」というところに自分の身を置くことだと書かれていた。自分の経験から私もそうだと思いました。心理学の実験は全部、実験室の中という限定的なものです。かつ、社会性から切り離されています。だから研究者も神経が伝達することですべてが決まると思い込んでいるところがあると思います。でも、そもそもスポーツって、意外と人工的ですよね。

為末　人工的ですね。

下條　だいたい400メートルハードルとか、100メートル走とか、そもそもこの距離を誰が決めたのか？　ということもあるし、オリンピック種目はその競技が得意な国が金メダルを取りやすいようなルールになっているとか、トレーニング方法や身体的、生理学的な限界と言われるものも含めて、実は文化の所産だったりする。直接的にはつながらない話なんですけど、ドーピングとかフェアネスとかについて為末さんの話と関連する部分ってありますか？　フェアじゃないと自己実現にならないとか、目標達成にならないと考えますか？　これは「マズローの欲求階層説」（135ページの図）で言うと一番上の方を目指しているけれども、それは誰が、どうやって決めているのか、ということが問題になると思うんです。

為末　答えになっているか分からないのですが、突き詰めて言うと、完全なフェアネスはスポーツの世界では実現できないと思うんですよね。例えば、ハードルは短距離走よりも複雑で、器具がまず必要だし、コーチの影響も大きいんですね。だから先進国が強い。一方、100メートル走とマラソンで強いのはアフリカ系の国々です。しかも走るだけで特別な道具も不要だから競技人口はどんどん増えます。間口の広い種目だから、誰でも入ってきやすいと言えます。

ハードルよりも入ってきづらい競技もありますよね。フィギュアスケートはたぶんスケートリンクの維持費だけで何億円もかかるし、スケート靴やエッジの整備、振り付けからジャンプの技術、表現力までそれぞれのコーチを雇えば相当な金額になるので、途上国の選手が入ってくるのはまだまだ先だと思います。

そういうお金のかかるスポーツの場合、幼少期のころから、例えばハードルという器具のある環境で実際にそれを使って跳べて、ある程度の指導者によって訓練されてきた人間の体にあるセンスと、まったくそういうものがなかった環境にいた人とでは、だいぶ違います。これを言っちゃうとおしまいみたいですが、瞬発力やバネとか持久力とか持って生まれた身体能力そのものが圧倒的な差になるわけですから、同じ条件は存在しないのではないかと思います。

スポーツと観客と価値の関係

為末　ドーピングの話で思うのは、例えば、どこか人知れないところに食べると足が速くなる植物があったとします。成分としてはドーピングには一切引っかからない。でも知っているのは僕だけで、僕だけがそれを摂取していた。それで世界一になったあとに、その情報を観戦者は知ることになった。そのとき、僕の金メダルに感動するでしょうか？

　すべての人ではないでしょうが、なーんだとしらける人もいるのではないかと思います。でも、それはなぜなんでしょうか。僕は、感動には努力が大きく影響していて、努力には本人の犠牲がある程度伴うものだと認識されているからだと思うんです。選手には努力していてほしいし、なるべく条件は公平なものであってほしいという気持ちは、その方が勝負も面白いし感動もするからだと思うんですね。

　そう考えていくとスポーツにとってフェアネスって何だろう、ドーピングって何だろうというのは、実は観客の問題なんじゃないかなという気もするんです。選手の健康被害とかは別にすると、観客にとってドーピングはスポーツ競技の価値を落とすとか、それが蔓延すればオリンピック自体の価値が落ちるとか、もっとうがってみると、スポーツが面白くなくなってビジネスとしても成り立ちにくくなるとか、そういう方向の圧力の方が大きいんじゃないかと考えたりもします。

下條　なるほど。勝ち負けということについて、為末さんの本を読んでいると、射程が広くて、1000人のうち999人が負ける勝負の世界を前提にして、それでも、その中からいかにして生きる指針を得ようかということを、常に考えられていると私は理解しています。そのときにやっぱりフェアネスということがかかわってくると思いました。実は、ドーピングについては煮え切らない話が多くて、今は検査に引っ掛からない薬を専門に作っている会社があったりするわけでしょう。中国の水泳のコーチがうちの選手はドーピングなんて一切していない、検査で引っ掛かったけど、自然に生えている植物を食べているだけだからドーピングじゃないと主張したんですね。だけど、薬物の多くはもともと自然に生えているものから抽出しているわけだから、この言い訳どうなのよ、と。フェアネスの感覚とスポーツにおける感動というのは、室伏広治さんが確かテレビで発言していたのをたまたま見たのですが、スポーツが持つ人々に与える感動の力が、ドーピングをめぐるスキャンダルによって壊されることを一番心配するというようなことを言われていて、それはアスリートとしては一番まっとうな感覚だろうなと思いました。

努力と意志の総量をどう考えるか

下條　ところで、為末さんと私でセンスが合っているなと思ったのは、「夢はあきらめなければ必ずかなう」という話があちこちで口当たりよく広まっていて、それがスポーツの世界でコーチまでが自分の弟子にそう言ったりするのは具体的にマイナスがあると考えているところです。そういう中で自分の経験を世の中に発信していくことについて、為末さんはどう考えているのかをうかがいたい。

為末　まず努力について言うと、競技に関しては努力してきたタイプかなと自分で思います。幼少期の記憶をたどると、物心がついたときには足が相当速かったということがあります。夢中になって僕が走るのを大人たちがじっと見ていたのをよく覚えています。大人たちが噂をしているわけですね。「これはとんでもないのが出てきた」と。

下條　何歳ぐらいのときですか。

為末　7歳とか8歳ぐらいのときです。自分でもそのとき、すでにそういう自覚がありました。走れば記録をつくるという状況で、頑張ると褒められて、褒められると嬉しいからまた練習して走るという感じでした。振り返ると、その経験によって努力すると現状を変えることができるという感覚というか、努力に対しての信用が培われたのではないかと思います。一方で妹は、頑張ってもなかなか伸びなかったです。

下條　ちなみに、妹さんのほかのスポーツ能力はどうでしたか?

為末　だめなんですよ。僕の妹が可哀想だったところは「為末」という名前でずっと陸上を続けてきたことです。やっぱり珍しい名前ですし、目立ちますよね。結局僕も妹も、中学・高校と陸上をやり続けたんですが、彼女が努力するために必要だった意志の力と、僕が努力するために必要だった意志の力を比べたら、たぶん彼女の意志の力の方が明らかに必要だったと思うんですね。練習量でいくと、「お兄さんは妹よりも2倍ぐらい練習していたよね」と言われますが、たぶん意志の力としては妹の方が多かったと思います。

そんなことから、僕は努力に対して、前半の人生でうまく歯車が回りはじめた「夢中の産物」を努力と呼ぶパターンと、「苦手なものを克服しようとしている」ものを努力と呼ぶのとでは明らかに違うと思います。そういう見方がもう少し社会でシェアされれば、つまり、「自分にとってさほど苦にならない練習をすることを努力とは言わない」という認識がもう少し社会の中に広まってくれるといいなという思いがあります。

あきらめることで広がる可能性

為末　もう一つは、こう言うと語弊があるかもしれないけれど、「スポーツ選手はさほど特別じゃない」という認識が、もうちょっと世の中で共有されてもいいんじゃないかと思うんですね。アメリカのフットボール選手の約8割が自己破産すると言われています。それは彼らが若くして大金を持ったということもあると思いますが、明らかにリスクを極端に取るような偏りがある人間なのではないか、とも思うんですね。そういう、いわば「脳の癖」がある人たちなのではないかと。

下條　しかも成功した人ですね。

為末　はい、成功した人たちです。たまたまアスリートとしてうまくいったけれど、一歩間違えると成功していなかったかもしれない。トップアスリートの世界にいて僕が思っていたのは、人間として完璧な存在がアスリートなのではなく、ある極端な偏りを持って、その偏りが才能になるようなフィールドを見つけた運のいい人たちがアスリートなんじゃないか、ということです。身もフタもない言い方に聞こえるかもしれませんが、結局のところ、運、不運の領域だったり、環境が左右したりすることの方が大きいから、「成果が出ない」と苦しむアスリートたちが、もう少し自分に対して自分を責めることから解放された方が健全なんじゃないか、というのが僕の考えですね。

下條　あきらめるのは悪いことじゃないと盛んに言われていますね。あと失敗の方が成功よりは有効な経験になるということも何度かおっしゃっていますね。

為末　失敗の方が、仮に間違えたところに原因を探っても害が少ないじゃないですか。

下條　そうですね。

為末　成功の原因を間違えたところに見つけると、その後、大変なことになると思うんです。

下條　成功も失敗も原因帰属は両方とも同じように間違えるから、そういう意味では失敗の方がましということですね。そういうことを言い切ってしまえることも少し関係しているのかなと思うのですが、ちょっと無礼な質問になっていたらすみません。私は為末さんの本をおそらくほぼすべて拝見したんですよ。ツイッターはたまにしか見てないんですけどね。すると、良くも悪くも他者性が希薄だと思うんです。これは心理学者としての発言ではなくて、単なる読者の発言ですけど、他者性が希薄という意味は、一方では、「勝ちたい」「世間を驚かせたい」という強烈な社会的な動機があるにもかかわらず、コーチをつけずに、とくに選手時代の後半は全部自分でトレーニングしていた点もそうだし、「あきらめることは悪くない」というアンチのメンタリティーとか、世間の通り相場の口当たりのいいことを拒否するというメンタリティーがおありなのかもしれない。競技者同士の助け合いとか、少なくとも練習仲間はいたと思うのに、それが出てこないのはなぜなのか。つまり拒否したということなのか。例えば為末さんの話で印象深かったのは、競技場に入るときに他者を「拒否する顔」をつくって集中していたといいますね。そのあたりはなぜなんだろう?

為末　競技場の中でのジンクスというものが、僕にはなかったのですけれど、一つだけ意識的にしていたのは、先ほども触れたように、他人から話しかけづらい顔をつくることでした。そういう顔をしたときの方が自分自身の中に深く入りやすかったと思うんですね。だから話しかけづらい表情をつくっていたら、内面もそうなっていったのかもしれません。

下條　その場合、他人というのは例えばコーチだったり、チームメートだったりライバルといった具体的な他人なのか、それとも観客の目線とか抽象的な他人なのでしょうか。

為末　それら全部含めてですね。選手にとっては実際の試合よりも、ウォーミングアップをしている時間の方が長いんです。ウォーミングアップ場は同じ選手たちがいるところなので、そういう人たちとの関係もシャットアウトする感じですね。

下條　そのことと、自分で直面した問題をどうやって乗り越えようかというときに、ありとあらゆる可能性を試して、手に鈴をつけて走ったことがあると言われたようなことを自分でやってみて、自分が自分のコーチだからということと表裏の関係にあるなと思ったのですが、いかがですか。

為末　僕の感覚ですけど、他者性というか他人とのかかわりということで言うと、実は、僕は極端に他人に影響されやすいんじゃないかと思っているんですね。そのせいか、意図的にそういうものと距離を取っていくことを学習していったような気がします。会っている人に影響されるところがたぶん強いだろうなと思うので、それを断ち切りたいからそうしていたんだろうと。

人に影響されやすいと、どうしても試合のときに人の気持ちを考えて、試合で負けたらみんながなんて言うだろうかとか、期待してくれている人はがっかりするだろうかとか、余計なことを考えるんですね。いろんなやり方を試した結果、自分の世界にこもる方が僕はうまくいくタイプだったんだと思います。でも、それは元来、僕自身がそういうタイプなのではなくてむしろ逆だからこそ距離を取ろうとしていた気がします。

グラウンドに自由意志はあるか？

下條　なるほど。このあたりで、「自由意志」ということについて話を進めてみたいと思います。これはギリシャ時代からの哲学の難問です。「外的な強制・支配・拘束を受けず、自発的に行為を選択することのできる意志のあり方」と百科事典には書かれているのです（『世界大百科事典第2版』平凡社、ウェブ版）。だがそうなると、純粋に受け身の意思決定ってあるのだろうか？　逆に純粋に100％自発的で自由である意思決定ってあるのだろうか？　「ためつすがめつ眺めていけば、結局は神経スパイク（発火）で決めているじゃないか」という準備電位の話も含めて、どの動作も行為も、自発的と受け身と多かれ少なかれ両方の側面を持っているのではないか。そういう非常に雑な感想を私は持っています。あとはプレディクションとポストディクション（後づけ再構成）の関係で、ポストディクションでいろいろ決まっていると思っているのですが、その自発性とか、それこそ自由意志とか、あるいはこれは人から押しつけられたという、私のレクチャーで言うと「外発的動機づけ」と「内発的動機づけ」というものについて、どのような競技者感覚、あるいは生活感覚を持っているかというところをうかがいたいと思います。

為末　おっしゃるように、どのくらいが自分の意志によるものか、ということはよく考えます。例えば、大きな試合で失敗した後に、「だけど、あれはあれで学びがあったじゃないか」ととらえ直していました。そのとらえ直す癖というのが、比較的ポジティブなのではないかと思うんですね。つまり、何事にも意味が——意味がないと言えば意味がないんですが、何事にもそれなりに「学びがあった」と思う癖が僕にはあります。そういう環境で育ったことが影響しているような気がしますね。

下條　初期に成功体験があって、すごくうまくいった人がオリンピックでメダルを取りやすいんだということも関係しているかもしれないし、失敗してもそれをポジティブに解釈できるということが培われていた、ということですね。

為末　ただ、そういう考え方を自分の意志で選び取っていたかというと、もっと早い段階、幼少期のころの誰かとの関係やその人の影響によるものだったと考えれば、自分の意志で選んでいるのではないですよね。その人との関係によって、そういう考え方の癖ができてそれを自分の思考だと思って当てはめている。そう考えていくと、まずそのことで自分の意志とか自分がポジティブに切り替えるということ自体が、すでに誰かから受け取った問題だという気が何となくします。

もう一つ、スポーツをやってみると、極端な話、全部受け身なんじゃないかという気がするんですよね。そもそもスポーツの仕組み自体、野球なんてピッチャーが投げるところ以外は、ほぼすべて受け身ですよね。来た球を打って、飛んできた球を取って……と相手が球を返してくることによってでしか自分の選択ができないわけです。バッターが打って初めて守れるわけで、バッターが打つ前には守れない。バレーボールもトスが上がる前にアタックは打てない。そういう意味では、全部受け身でできていて、いろいろなものが反応でしか起きてないような感じがするんです。

自分のトレーニングの仕方は日常的に体にプログラムをしていって、いざ本番のときには、プログラムどおりに体が勝手に動くように、頭を空っぽにするやり方をしていました。そういう意味でグラウンドの現場では、そんなに自由意志というのはないのではないかなという感じがします。

下條 いろいろな理解の仕方があると思うけど、今の瞬間にすごく自由だと仮に見えるとしても、それが自分の来歴というか、過去の子どものころに置かれた環境から始まって、いろいろなものの流れで見ていくと、むしろ必然であるという、そういう大きな時間的な流れの中で見るということなのかなと思います。かなり核心に触れたところで結びとします。どうもありがとうございました。

為末 ありがとうございました。

おわりに

体験したあの世界はなんだったのか

スポーツと身体を通して、生涯続く問い

為末 大

アスリートは実践知の世界を生きています。知識を得てそれを実践してみるという学びは比較的多いですが、例えば泳ぎを覚える際には、水泳の知識を手に入れるよりもまず泳いでみます。身体で覚えるということは体験を通してしか学べないからです。わかることとできることは違いますから、できているけれどもなぜできるのかを知識としてはアスリート本人がわかっていないこともよくあります。

競技を始めてしばらくは科学的にもわかっている普遍的な方法がとられます。何をやるべきかがわかっている段階です。ところが徐々に熟達しトップの領域に近くなってくると選手は個別の世界に偏っていきます。その段階ではみんな普遍的な方法はやり切っていますから、より上に行くために他とは違う個性を持った自分という器を活かし切ろうとするわけです。そうなると誰もやったことがない自分だけの方法を作り出すことになりますから、今やっていることが正しいことなのかそれともただの勘違いなのか、常に不安の中で歩むことになります。

この本はそんなプロセスを経てきた私のとても個人的な興味から始まっています。「実践がほとんど」の世界を追求してきた私の体験は、再現可能なものを発見し証明しようとしている科学者の方からはどう見えているのか。それを知りたかったのです。

偶然下條信輔先生という最高の対話相手と出会うことができ、この本が誕生しました。悩んだ挙句、私が選んだテーマが「遊び、夢中、ゾーン」でした。自分の体験を語り、下條先生に学術的にはどう位置付けられるかを解説してもらうということの繰り返しで対話は進みました。自分の体験がそれ程間違えていなかったと驚くこともあれば、まったく知らない研究結果を知らされ、ものの見方が変わるようなこともたくさんありました。対話を終えてみて困ったことに疑問は解決されるどころか新たな疑問が次々と浮かんできてしまいました。限界が一番底ではなくて複数あるとしたら、それは一体どんな条件で決まるのか？　自由意志が怪しげだとしたら選手の意志の力はどう整理できるのか？　ゾーンは本当に存在するのか？　良いパフォーマンスをした後に記憶が書き換えられただけの可能性もあるのか？　などなど。

対話をしながら私は言いようのない興奮を覚えていました。先にお話しした通りアスリートの世界ではできるかどうかが興味の対象であり、なぜなのかを理解したい人はそれほど多くはありませんでした。どっぷりとスポーツの世界にいながら、いつも少しだけ自分がずれている感じがしていたのは「〈できる〉だけではなく〈理解〉をしたい」という興味が強かったからだということに気づきました。私は速く走ろうとするプロセスで、人間を、人間の心を、理解したかったのだと思います。

夢中を体験した人は多いと思います。一方で、極めて主観的であり、夢中の最中には夢中の自分に気づくことが難しいあの世界をどう理解すればいいのかはとても難解です。

私が体験したあの世界はなんだったのか。おそらく生涯答えが出ない問いですが、生涯考え続けるに十分な問いでもあると思います。私自身の人生はこれから先もずっとスポーツを通して、身体を通して、人間を理解していくことがメインのテーマになっていくのだなという直感を得た対話でした。

下條先生のような方と、このような貴重な対話の機会に恵まれたことを感謝します。また、スポーツや心理学を通じて人間を理解する喜びを感じられる読者の方々とこの興奮を共有することができるとしたら、それは何よりの喜びです。

2021年5月

※本書は、京都大学こころの未来研究センターで行われたセミナー「心を奪われること：遊び、夢中、ゾーン」（2013年、2014年）などをもとに大幅に加筆し、編集したものです。

下條信輔　しもじょう・しんすけ

1955年、東京都生まれ。カリフォルニア工科大学教授。78年、東京大学文学部卒業。マサチューセッツ工科大学でPh.D.取得。東大教養学部助教授などを経て98年から現職。専門は知覚心理学、視覚科学、認知神経科学。著書に『サブリミナル・マインド』(中公新書)、『サブリミナル・インパクト』(ちくま新書)、『〈意識〉とは何だろうか』(講談社現代新書)など。共訳にベンジャミン・リベット『マインド・タイム』(岩波現代文庫)などがある。

為末　大　ためすえ・だい

1978年、広島県生まれ。小学生の頃から陸上短距離走で頭角を現し、2001年、05年の世界陸上男子400メートルハードルで銅メダル獲得。シドニー、アテネ、北京五輪に連続出場。同種目の日本記録保持者。2012年、現役引退。全国の小学校で様々な種目の選手と実演するイベントなど陸上競技の普及に取り組む。近著に『「遊ぶ」が勝ち　新装版』(中公新書ラクレ)、『ウィニング・アローン』(プレジデント社)、『為末メソッド』(日本図書センター)など。

朝日新書
819

自分《じぶん》を超《こ》える心《こころ》とからだの使《つか》い方《かた》

ゾーンとモチベーションの脳科学

2021年 6 月30日 第 1 刷発行

著　者　下條信輔
　　　　為末　大

発行者　三宮博信
カバーデザイン　アンスガー・フォルマー　田嶋佳子
印刷所　凸版印刷株式会社
発行所　朝日新聞出版
〒104-8011　東京都中央区築地 5-3-2
電話　03-5541-8832（編集）
　　　03-5540-7793（販売）

Published in Japan by Asahi Shimbun Publications Inc.
ISBN 978-4-02-295127-4
定価はカバーに表示してあります。

落丁・乱丁の場合は弊社業務部(電話03-5540-7800)へご連絡ください。
送料弊社負担にてお取り替えいたします。

朝日新書

宗教は嘘だらけ
生きるしんどさを忘れるヒント

島田裕巳

一番身近で罪深い悪徳「嘘」。嘘はどのように宗教で扱われ、嘘つきはどう罰せられるのか。偽証を禁じるモーセの十戒や仏教の不妄語戒など、禁じながらも解釈の余地があるのが嘘の面白さ。三大宗教を基に、嘘の正体を見極めるクリティカル・シンキング！

自分を超える心とからだの使い方
ゾーンとモチベーションの心理学

下條信輔
為末 大

スポーツで大記録が出る時、選手は「ゾーン」に入ったと表現される。しかし科学的には解明されていない。無我夢中の快や「モチベーション」を深く考察することで、落ち込んだ状態や失敗に対処する方法も見えてくる。心理学者とトップアスリートの対話から探る。

内村光良リーダー論
チームが自ずと動き出す

畑中翔太

ウッチャンはリアルに「理想の上司」だった！　内村と仕事をする中で人を動かす力に魅せられた著者が、芸人、俳優、番組プロデューサー、放送作家、ヘアメイクなど関係者二四人の証言をもとに、最高のチームを作り出す謎多きリーダーの秘密を解き明かした一冊。

歴史なき時代に
私たちが失ったもの　取り戻すもの

與那覇 潤

第二次世界大戦、大震災と原発、コロナ禍、日本はなぜいつも「こう」なのか。「正しい歴史感覚」を身に付けるには。教養としての歴史が社会から消えつつある今、私たちはどのようにしてお互いの間に共感を生み出していくのか。枠にとらわれない思考で提言。